Ingo Blank

Wundversorgung und Verbandwechsel

Verlag W. Kohlhammer

Die Deutsche Bibliothek – CIP-Einheitsaufnahme

Blank, Ingo:
Wundversorgung und Verbandwechsel / Ingo Blank. –
1. Aufl. – Stuttgart ; Berlin ; Köln : Kohlhammer, 2001
(Kohlhammer Pflege : Wissen und Praxis)
ISBN 3-17-016219-5

Alle Abbildungen stammen aus den Büchern ,,Tutorial medical, Bd. 1. Die Prinzipien der Wundheilung und Bd. 2. Wundmanagement'' von Peter D. Asmussen, Brigitte Söllner, Hippokrates Verlag, Stuttgart; und wurden uns freundlicherweise von der Fa. Beiersdorf AG, Hamburg, überlassen.

1. Auflage 2001

Stuttgart Berlin Köln
Verlagsort: Stuttgart
Umschlag: Data Images GmbH
Gesamtherstellung:
W. Kohlhammer Druckerei GmbH + Co. Stuttgart
Printed in Germany

Vorwort

Liebe Leserinnen,
liebe Leser,

„Die Zeit heilt alle Wunden."

Kennen Sie dieses Sprichwort? Leider trifft es nicht auf alle Wunden zu.
Stellen Sie sich folgendes Szenario vor: Bei einem älteren Patienten mit Diabetes mellitus besteht schon einige Monate ein Ulcus cruris. Der tägliche Verbandwechsel steht an: Die großflächige Wunde ist mit einem trockenen Verband bedeckt, der durch das Wundsekret fest auf der Wunde haftet. Mit Kochsalzlösung wird der Verband befeuchtet, damit er sich wenigstens ein bisschen besser ablösen lässt. Dann, nach langer Wartezeit, wird nun doch der Verband von der Wunde entfernt; er klebt immer noch fest. Doch der Verband muss ab. Der Patient wird gebeten, auf die Zähne zu beißen. Dann wird mit einem Ruck der Verband entfernt. Mit dem Verband wird die oberste Schicht des Granulationsgewebes weggerissen, es blutet stark. Der Patient hat starke Schmerzen und beißt ins Laken. – Steinzeit? Nein, diese fiktive Geschichte könnte sich wirklich vor einigen Jahren so abgespielt haben. Insbesondere die chronischen Wunden wurden mit einem trockenen Wundverband und den daraus resultierenden Folgen behandelt.
Glücklicherweise hat sich auf dem Gebiet der Wundversorgung und dem Verbandwechsel einiges getan. Die Abkehr von der trockenen, hin zur feuchten Wundbehandlung, die wieder entdeckte Madentherapie und die neu hinzugekommene Vakuumbehandlung spiegeln nur einen kleinen Teil des Fortschritts in der Wundbehandlung wider.

Früher war die Wundversorgung ärztliche Aufgabe. Im Rahmen der immer mehr steigenden Anzahl an ambulanten Pflegediensten wächst die Zahl der Pflegekräfte, die regelmäßig mit Verbandwechseln und Beurteilung einer Wunde in Berührung kommen. Dieses Buch soll helfen, Wunden zu beurteilen, Verbandwechsel lege artis durchzuführen und somit schnell zur Abheilung zu bringen. Fortbildungsveranstaltung für die Pflegekräfte zeigen auch, dass die Wundbehandlung zunehmend für diesen Arbeitsbereich interessant wird.

Sie halten ein Buch in Händen, das mir sehr am Herzen liegt. Schon lange interessiert mich das Thema „Wunde“ und deren Behandlung. Um so mehr freute es mich, dass mein Vorschlag, ein Buch über die Wunde und deren Behandlung für Pflegekräfte zu schreiben, vom Verlag aufgegriffen wurde.

Ich möchte mich beim Kohlhammer Verlag dafür bedanken, dass dieses Buch realisiert werden konnte, insbesondere sei hier Frau Sabine Mann genannt, die mich bei der Erstellung dieses Buchs intensiv unterstützte. Zudem danke ich Frau Astrid Lemmes für die umfangreiche Unterstützung bei der Erstellung des Manuskripts.

Weil im Schönbuch, im Januar 2001 Ingo Blank

Inhalt

1 Einführung

Allgemeines

Verletzungen und chirurgische Eingriffe führen zu einer Beschädigung der Haut. Der Körper ist aber in der Lage, Wunden zu verschließen und so die ursprünglichen Funktionen wiederherzustellen. Bei den unterschiedlichen Reparaturmechanismen der einzelnen Zellschichten sind eine Vielzahl von Zellen beteiligt, die zum Teil aus dem Blut stammen.

Aufbau der Haut

Die Haut besteht aus drei Gewebeschichten, die die Hautdecke, das Integument, bilden: die Oberhaut oder Epidermis, die Lederhaut oder Corium bzw. Dermis, und die Unterhaut oder Subcutis.

Epidermis

Die Oberhaut setzt sich bei einer Dicke von etwa 0,1 mm aus fünf verschiedenen Schichten zusammen:

- Hornschicht (Stratum corneum)
- Glanzschicht (Stratum lucidum)
- Körnerzellschicht (Stratum granulosum)
- Stachelzellschicht (Stratum spinosum)
- Basalschicht (Stratum basale).

Die beiden untersten Zelllagen bilden die Keimschicht. Sie sorgen für den Nachschub der abgestoßenen Zellen der Hornschicht. In den übrigen drei Schichten befinden sich nur abgestorbene Zellen, sie bilden die Verhornungsschicht. Die Zellen der Körnerzellschicht synthetisieren das Keratohyalin, die Vorstufe der Hornsubstanz Keratin. In der darüber liegenden Schicht zerfließen die Keratohyalinkörner zu Elaidin, einer fettähnlichen, stark lichtbrechenden Masse, die die Glanzschicht durchtränkt.

Zum Schluss wandern die abgeflachten Zellen unter weiterer Verhornung in die Hornschicht. Die gesamte Epidermis erneuert sich so innerhalb von 27 Tagen.

Corium

Die Lederhaut besitzt einen hohen Anteil an locker miteinander verflochtenen Bindegewebsfasern, wodurch sie Zugfestigkeit und Elastizität erhält. Sie besteht aus der Zapfenschicht (Stratum papillare) und der Netzschicht (Stratum reticulare). In der Zapfenschicht liegen zahlreiche freie, sich bis in die Epidermis verzweigende Nervenendigungen, Wärme- und Kälterezeptoren, Tastsinnesorgane (Meißnersche und Vater-Pacini-Tastkörperchen) und die Anfänge der initialen Lymphgefäße. In der Netzschicht sind weniger freie Zellen enthalten. Die Kollagenfasern bilden ein überwiegend parallel zur Körperoberfläche ausgerichtetes Netzwerk, das durch Fasern des elastischen Bindegewebes zwischen seinen Maschen der Haut ihre Dehnungsfähigkeit verleiht. Die bindegewebigen Elemente sind geordnet ausgerichtet. In das Corium sind außerdem Haarfollikel und Schweiß-, Talg- und Duftdrüsen eingebettet.

Subcutis

Das lockere Bindegewebe der Subcutis ist von zahlreichen Fasern des Coriums durchzogen, wodurch die Haut an den darunter liegenden Faszien oder der Knochenhaut verankert wird. In der gesamten Unterhaut befinden sich kissenförmige Fettpolster. Das schwer mobilisierbare Baufett dient als mechanisches Polster und zur Wärmeisolation, wohingegen das leicht mobilisierbare Depotfett eine Speicherfunktion hat. Im Anschluss an die Subcutis folgt die allgemeine Körperfaszie, danach, je nach Körperregion, Fett, Muskulatur, Knochen oder Knorpel.

2 Mechanismen der Wundheilung

2.1 Definition Wunde

Definition

> Eine Wunde ist ein pathologischer Zustand, bei dem Gewebe mit einem mehr oder weniger großen Substanzverlust und einer entsprechenden Funktionseinschränkung voneinander getrennt und/ oder zerstört wird.

Obwohl Wunden an allen Körpergeweben auftreten können, betreffen sie am häufigsten die Haut. Man spricht zumeist bei Schädigungen der Haut von **Wunden**, bei inneren Organen von einer **Verletzung**. Die biochemischen Mechanismen der Wundheilung sind bei allen Körpergeweben gleich.

2.2 Regeneration oder Reparation

Der Organismus versucht stets, eine Wunde so schnell wie möglich zu schließen und die Funktionen des geschädigten Gewebes wiederherzustellen. Dies kann entweder durch Regeneration oder durch Reparation geschehen.

Merke

> Außer den Zähnen sind alle Körpergewebe zur Wundheilung fähig. Bei der Regeneration wird ein verlorengegangenes Körperteil oder Organ gewebespezifisch ersetzt und ist nur im Bereich der Epithelien (Epidermis, Schleimhäute des Magen-Darm-Trakts und die weiblichen Genitalien) vollständig möglich. In parenchymatösen Organen wie z. B. der Leber findet sie nur eingeschränkt statt.
> Überwiegend wird ein Gewebedefekt allerdings durch Reparation behoben. Hierbei ersetzen unspezifische Elemente des Binde- bzw. Stützgewebes das verlorengegangene oder geschädigte Gewebe, es kommt zur Vernarbung. Gewebetypisch aufgebaut werden nur Defekte im Stützgewebe, vor allem in Knochen, Knorpeln und Sehnen.

Das Ziel der Wundheilung ist die Wiederherstellung der Form und Funktion des geschädigten Gewebes durch vernarbendes Stützgewebe in Verbindung mit Epithelregeneration, die so genannte **Epithelisierung.**

2.3 Physiologie der Wundheilung

Merke

Bei einer blutenden Hautwunde muss der Körper als erstes die Blutung stillen und das Eindringen von Krankheitserregern stoppen. Danach müssen Fremdkörper und Gewebetrümmer abgebaut und neues Gewebe aufgebaut werden.
Vereinfacht kann man die hierbei ablaufenden Prozesse in vier Phasen unterteilen:

1. Gefäßreaktion,
2. Blutgerinnung,
3. Entzündung,
4. Gewebeneubildung.

Die Reihenfolge entspricht nur in etwa dem zeitlichen Ablauf, da sich diese Phasen überlappen und teilweise gegenseitig beeinflussen.

2.3.1 Gefäßreaktion

Vasokonstriktion

Werden die Hautgefäße durch eine frische Wunde verletzt, tritt in der Regel eine starke Blutung ein, um so die Wunde von eingedrungenen Fremdkörpern zu reinigen. Nach wenigen Sekunden stellen sich die betroffenen Gefäße durch Einstülpen der Gefäßränder nach innen eng, um größere Blutverluste zu verhindern. Diese **Vasokonstriktion** hält nur so lange an, bis die schadhafte Stelle durch Blutgerinnsel abgedichtet ist, was meist nach wenigen Minuten der Fall ist.

Vasodilatation

Im Anschluss daran erfolgt eine Weitstellung der Gefäße, die **Vasodilatation**, damit der Wundbereich besser durchblutet wird und die Hauttemperatur im Verletzungsgebiet durch die vermehrte Wärmeabgabe ansteigt. Auch die **Permeabilität der Kapillarwände** für Blutbestandteile ist in dieser Phase erhöht, wodurch Erythro-, Leuko- und Thrombozyten in den Wundbereich gelangen können. Durch den gesteigerten Kapillardruck tritt außerdem vermehrt Blutplasma in das Interstitium aus.

Stase

Die anschließende **vaskuläre Stase (Stauung)** hält über Stunden an. Es entsteht ein Sauerstoffmangel im Gewebe, wodurch sich der CO_2-Druck erhöht und der pH-Wert in den sauren Bereich sinkt.

Es sammelt sich Wasser im Wundbereich, was zu einem Aufquellen der Kollagenfasern führt. Das Ergebnis dieser verstärkten Durchblutung, dem vermehrten Blutaustritt aus den Kapillaren und der Flüssigkeitsansammlung im Gewebe ist das **Wundödem**.

Wundödem

2.3.2 Blutgerinnung

Bei einer frischen Wunde bildet der Körper eine Art Verband zum Schutz vor Keimen und Austrocknung. Dies geschieht, indem sich die Wunde sofort nach der Entstehung mit Blut füllt, das sehr schnell gerinnt und so die schadhafte Stelle provisorisch verschließt. An diesem Vorgang sind die Blutgefäßwände, die Thrombozyten, verletzte Bindegewebszellen und das Gerinnungssystem beteiligt, die alle zusammen biochemische Reaktionen auslösen.

Merke

> Die Gerinnung setzt in den eröffneten Gefäßen und im Wundspalt erst dann ein, wenn Zellen beschädigt werden, da diese die Mediatoren freisetzen, die die notwendigen biochemischen Reaktionen aktivieren.

2.3.3 Entzündung

Die Entzündungsphase der Wundheilung ist charakterisiert durch das Einwandern von Granulozyten, Makrophagen und Lymphozyten, die körperfremdes Material und Gewebetrümmer aufnehmen, enzymatisch abbauen und auf diese Weise die Wunde reinigen.

Klassische Entzündungszeichen

Die charakteristischen Entzündungsreaktionen werden durch die oben beschriebenen Gefäßveränderungen und durch Stoffe, die aus den entstandenen Zelltrümmern freiwerden, ausgelöst. Sie schaffen die Voraussetzungen für die Abwehrreaktionen des Körpers und sind verantwortlich für die Kardinalsymptome einer Entzündung, **Rötung (Rubor), Erwärmung (Calor), Schwellung (Tumor), Schmerz (Dolor) und Funktionseinschränkung (Functio laesa).**

Durch die gesteigerte Durchblutung des Wundgebietes kommen vermehrt Zellen der Immunabwehr an die verletzte Stelle, und es kommt zur Rötung und Erwärmung. Die Schwellung rührt vom Wundödem her, einer wässrigen Durchtränkung der Weichteile. Dies wiederum führt zu einem erhöhten Druck auf die kleinen Nerven und Nervenendigungen, die Wunde beginnt zu schmerzen. Der Schmerz führt zu einer Schonhaltung des betroffenen Körperteils, was in Verbindung mit den gestörten physiologischen Vorgängen eine Funktionsstörung des verletzten Organs zur Folge hat.

Merke

Entzündung ist nicht gleich Infektion!
Entzündungsreaktionen werden auch ohne das Eindringen von Fremdkörpern, also auch bei geschlossenen Verletzungen wie Prellungen und Quetschungen, ausgelöst. Man spricht dann von einer **sterilen** Entzündung.
Im Fall der Kontamination einer Wunde, was selbst bei sterilem Vorgehen im chirurgischen Bereich nicht zu verhindern ist, tritt eine Infektion ein. Um diese abzuwehren, werden zelluläre und humorale Immunreaktionen aktiviert.

2.3.4 Gewebeneubildung

Voraussetzungen

Um neues Gewebe zu bilden, werden folgende Voraussetzungen geschaffen:

1. Die freigesetzten Mediatoren und Wachstumsfaktoren aktivieren die Neubildung von Blutgefäßen (Vaskularisation).
2. Die Vermehrung und Einwanderung von Fibroblasten wird durch die Ausschüttung von Wachstumsfaktoren der Blutplättchen sowie Makrophagen stimuliert.
3. Die in das Wundgebiet einwandernden Zellen benutzen das Fibringerüst als Leitschiene.

2.3.5 Blutgefäßneubildung

Die wichtigste Voraussetzung für das Abheilen einer Wunde ist eine **gute Durchblutung**. Bereits ab dem dritten Tag nach Entstehen der Wunde bilden die intakten Gefäße Gefäßknospen aus, die zu neuen Blutgefäßen werden (☞ Abb. 1).

2.3.6 Bindegewebeneubildung

Bei der Bindegewebeneubildung wandern **Fibroblasten** in die Wunde ein, die sich rasch teilen. Sie produzieren die Bindegewebegrundsubstanz aus Proteoglykanen und wasserunlöslichen Kollagenfasern.
Im gesunden Gewebe folgen die Kollagenfasern den Hauptzugrichtungen. Bei der Wundheilung wird diese geordnete Struktur nicht erreicht, wodurch die Kollagenfasern im Narbengewebe unorganisiert erscheinen.

2.3.7 Granulation

Das vom Wundrand her gebildete gefäßreiche neue Gewebe wird **Granulationsgewebe** genannt und ist am Wundgrund als stecknadel-

kopfgroße Fleischwärzchen zu sehen. Ist das Granulationsgewebe körnig, feuchtglänzend, hyperämisch und tiefrot, ist eine gute Wundheilung zu erwarten (☞ Abb. 2). Ist es glatt, weich, blass oder bläulich verfärbt und durch Fibrinauflagen schmierig belegt, muss mit einer schlechten Heilung gerechnet werden.
Das Granulationsgewebe füllt vorhandene Defekte aus und ebnet den Weg für die spätere Epithelisierung. Somit ist es die Voraussetzung für einen dauerhaften Wundverschluss.

2.3.8 Fibrinolyse

Während das neue, gefäßreiche Bindegewebe wächst, wird das Fibringerüst in gleichem Maße abgebaut und die verschlossenen Gefäße wieder rekanalisiert. Dieser Abbauprozess wird durch das Enzym Plasmin ausgelöst und als **Fibrinolyse** bezeichnet.

2.3.9 Kontraktion

Nach der Faserneubildung wandeln sich die Fibroblasten in Fibrozyten und Myofibroblasten um. Letztere besitzen kontraktile Elemente und können sich zusammenziehen. Dadurch werden die Kollagenfasern gestrafft und soweit möglich in der Hauptzugrichtung des Gewebes ausgerichtet. Es folgt eine **Schrumpfung des Narbengewebes**, welches das funktionstüchtige Hautgewebe am Wundrand zusammenzieht und so nur einen kleinen Defekt hinterlässt.

2.3.10 Epithelisation

Den Abschluss des Wundheilungsprozesses bildet die **Epithelisation**, die die Wundoberfläche verschließt. Die Zellen in der Basalschicht der Epidermis teilen sich vermehrt. Die neuen Epithelzellen, die auch von den Hautanhangsgebilden (Haarfolikel, Talg- und Schweißdrüsen) gebildet werden, schieben sich vom Wundrand her aufeinander zu und überziehen so den Defekt mit einer feinen Haut. Voraussetzung für diese Migration ist eine feuchte, gut durchblutete Unterlage wie das Granulationsgewebe. Die Zellen können nicht wandern, wenn diese Gleitschicht austrocknet (☞ Abb. 3).

2.3.11 Narbenbildung

Durch die Reparations- und Neubildungsprozesse werden die Wundränder durch **Bindegewebe** überbrückt, es entsteht eine Narbe. Diese ist anfangs rötlich und überragt das Hautniveau. Später strafft sich das Bindegewebe und die Gefäßdurchbauung geht zurück, wodurch die Narbe einsinkt und verblasst. Die Oberfläche ist nahezu glatt, da das Leisten- und Feldermuster der Epidermis nicht wiederhergestellt wird. Ebenso fehlen Haare, Talg- und Schweißdrüsen. Die Narbe bräunt nicht, da die Melanozyten, die farbstoffbildenden Zellen, nicht regenerierbar sind.

2.3.12 Remodeling

Definition

> Der Umbau des Narbengewebes, das **Remodeling**, kann bis zu 20 Jahre dauern und stellt somit die längste Phase der Wundheilung dar. Hierbei werden Kollagenfasern umstrukturiert, indem sie entweder neu vernetzt oder durch im Gewebe enthaltene Enzyme (Kollagenasen) abgebaut werden. Das Remodeling kann durch äußere Einwirkungen wie z. B. Kompressionsbandagen positiv beeinflusst werden.

2.4 Zeitlicher Ablauf der Wundheilung

Die Gefäßreaktion, die Blutgerinnung und der Entzündungsprozess setzen schon wenige Sekunden nach der Verletzung ein. Innerhalb von 24 Stunden wird das Fibrinnetz gebildet. Nach 3–7 Tagen erreicht die Gefäßreaktion ihren Höhepunkt und klingt dann langsam wieder ab. Der Höhepunkt der Entzündungsprozesse liegt zwischen dem 3. und 5. Tag und ist in der Regel nach 14 Tagen beendet. Die Neubildung des Bindegewebes setzt nach 10–12 Stunden ein mit Höhepunkt nach 6–16 Tagen.

Vorsicht

> Die Reißfestigkeit der Narbe steigt parallel zum Kollagengehalt, erreicht aber nach 12–15 Tagen nur etwa 80% der Festigkeit gesunden Gewebes. Die Ausdifferenzierung der Narbe kann mehrere Jahre dauern.

Bei oberflächigen Wunden setzt die Epithelisation innerhalb der ersten 24 Stunden ein und ist nach 12 Tagen abgeschlossen. Bei tiefen oder großflächigen Wunden setzt sie erst nach der Bindegewebeneubildung ein und dauert wesentlich länger. Die einzelnen Prozesse der Wundheilung überlappen sich somit.

2.5 Formen der Wundheilung

Jede Wunde heilt nach den gleichen biologischen und biochemischen Regeln, wobei nur das Ausmaß der Reparationsprozesse je nach Zustand und Schwere der Wunde variiert.

Man unterscheidet vier Formen der Wundheilung:

- die Primärheilung (Sanatio per primam intentionem oder p.p.-Heilung),
- die verzögerte Primärheilung,
- die Sekundärheilung (Sanatio per secundam intentionem oder p.s.-Heilung),
- die regenerative Heilung oberflächiger Wunden.

2.5.1 Primärheilung

Definition

Eine **Primärheilung** ist wahrscheinlich, wenn die Wundränder glatt sind und eng aneinander liegen, die Wunde sauber und das Wundgebiet gut durchblutet ist. Die p.p.-Heilung tritt zumeist bei Wunden durch scharfkantige Gegenstände und bei chirurgisch gesetzten Wunden ein (☞ Abb. 4).

Sind die Wundränder zerklüftet oder nekrotisch, müssen erst die Voraussetzungen für eine Primärheilung durch operative Wundversorgung geschaffen werden. Beim so genannten **Débridement** werden die Wundränder sorgfältig angefrischt. Große Wunden, die in die Tiefe reichen, müssen schichtweise unter gewebeschonender Operationstechnik revidiert werden. Die Wunde kann unmittelbar im Anschluss an die chirurgische Versorgung verschlossen werden, sofern die Gefahr einer **Wundinfektion** ausgeschlossen ist.
Nach dem operativen Aneinanderfügen der glatten Wundränder füllt sich der schmale Spalt mit Wundsekret. Die Wundränder verkleben durch die Blutgerinnung miteinander, auf der Wunde bildet sich Schorf. Schon bald bildet sich Granulationsgewebe, das schnell durch Kollagenfasern ersetzt wird. Obwohl die Wunde nach 6–8 Tagen verheilt ist, erhält sie ihre maximale Zugfestigkeit erst im Lauf mehrerer Wochen. Die Narbe, die eine Primärheilung hinterlässt, ist schmal, strichförmig und oft kaum sichtbar.
Diese Wunden sind annähernd antiseptisch und die Entzündungszeichen daher nur gering ausgeprägt.

Merke

Die Voraussetzungen für die **verzögerte Primärheilung** sind die gleichen wie bei der Primärheilung, jedoch wird die Wunde wegen Verdacht auf Kontamination nicht gleich nach der Ausschneidung verschlossen. Die Nähte werden gelegt, aber noch nicht verknotet und der Wundspalt mit feuchter Gaze offen gehalten. Hat sich bis zur Entzündungsphase kein Infekt entwickelt, kann die Wunde verschlossen werden und wie bei der Primärheilung abheilen. Tritt aber eine Infektion ein, müssen die gelegten Fäden entfernt und die Wunde der sekundären Heilung zugeführt werden (☞ Abb. 5).

2.5.2 Sekundärheilung

Merke

> Die Reparationsprozesse sind die gleichen wie bei der Primärheilung, aber in größerem **Umfang** und von wesentlich längerer **Dauer**.

Große Gewebedefekte schließen sich spontan ohne mechanischen Verschluss und können nicht primär heilen. Die Wunde wird allmählich durch Granulationsgewebe aufgefüllt, welches sich in Narbengewebe umwandelt. Die Wundkontraktion setzt nach Ausbilden der Kollagenfasern ein, womit die Defektfläche verkleinert wird. Eine gut granulierende Wunde kann pro Tag um 1–2 mm kleiner werden. Wenn das neue Gewebe die Hautoberfläche erreicht hat, schließt sich die Wunde durch Epithelisation.
Die Narbe, die die Sekundärheilung hinterlässt, ist meist ausgedehnt, eingezogen und kosmetisch unbefriedigend. An Gelenken kann sie auch funktionell störend sein.

Sekundär heilende Wunden werden offen gelassen

Sekundär heilende Wunden werden stets offen gelassen, da sie oft hochgradig **kontaminiert** sind. Dies gilt vor allem, wenn

- die Wundränder zerfetzt sind und nicht angefrischt werden können und die Wunde weit klafft,
- der Gewebeverlust sehr groß ist,
- eine trophische Störung vorliegt (z. B. beim Ulcus cruris),
- die Wunde stark eitert,
- sich schwer entfernbare Fremdkörper in der Wunde befinden,
- bei einer primär verschlossenen Wunde eine Infektion auftritt,
- sich das funktionelle und kosmetische Ergebnis verbessern lässt (☞ Abb. 6–9).

2.5.3 Heilung oberflächiger Wunden durch Regeneration

Bei oberflächigen Hautverletzungen (z. B. Schürfwunden, Verbrennungen ersten und zweiten Grades) werden nur die Epidermis und geringe Anteile der Lederhaut verletzt. Die Epidermis kann sich vollständig regenerieren, wenn die Basalzellen intakt sind.

Merke

> **Heilung durch Epithelisation:**
> Aus der Basalschicht wandern Zellen von den Wundrändern her aufeinander zu (**Migration**). Diese neuen Epidermiszellen teilen sich und füllen so den Defekt unter stetiger Verhornung von unten nach oben auf (**Proliferation**). Das entstehende Regenerat ist kaum von der umgebenden Epidermis zu unterscheiden.

Alle anderen Hautanteile heilen durch Narbenbildung, also durch Reparation.

Heilung unter dem Schorf

Die Heilung unter dem Schorf ist keine eigene Wundheilungsform. Es handelt sich je nach Ausmaß der Wunde um eine Primärheilung, Sekundärheilung oder Heilung durch Epithelisation. Entscheidend ist, dass die Reparation und Regeneration **unter dem Schorf ablaufen**, der durch Festwerden des Fibringerüsts an der Oberfläche der Wunde entstanden ist (☞ Abb. 10).
Bagatellverletzungen heilen in der Regel ohne Probleme unter dem Schorf ab. Der Schorf löst sich infolge der Fibrinolyse und der anschließenden Auflösung des Fibrinnetzes nach Wiederherstellung des Epithels ab. Nur sehr dicke Schorfe lösen sich nicht von selbst und sollten abgetragen werden, um ein „Ersticken" des neuen Hautgewebes zu verhindern.

Gefahren und Komplikationen

> Bei chirurgisch versorgten oberflächig heilenden ausgedehnten Wunden (z. B. nach Spalthautentnahme) und tiefen, sekundär heilenden Wunden ist der Schorf nicht erwünscht, da er den Abfluss der Wundflüssigkeit behindert und die Epithelisation beeinträchtigt.

2.6 Die verschiedenen Wundarten und ihr Heilungsverlauf

Drei Gruppen von Wunden

Je nach **Ursache ihrer Entstehung** werden drei Gruppen von Wunden unterschieden:

1. traumatische, also unfallbedingte Wunden,
2. iatrogene, also ärztlich gesetzte Wunden,
3. chronische Wunden mit trophischen Störungen wie Dekubitalgeschwüre, Ulzera infolge arteriosklerotischer oder diabetischer Gefäßveränderungen oder Ulcus cruris venosum.

2.6.1 Traumatische Wunden

Einteilung

Die traumatischen Wunden werden in zwei Klassifikationen eingeteilt, die für die **Behandlung** und den **Heilungsverlauf** von Bedeutung sind. Dies sind das **Aussehen** der Wunde und ihre **Entstehungsursache**. Zunächst beurteilt man die Wunde nach ihrer **Tiefe** und dem **Ausmaß der Gewebeschädigung**.

Definition

> Eine **offene Wunde** wird als penetrierend bezeichnet, wenn sie sich in die Tiefe erstreckt oder sogar Körperhöhlen eröffnet werden. Von **komplizierten Wunden** spricht man, wenn nicht nur die Haut, sondern auch andere Organe wie **Nerven, Muskeln, Sehnen** oder **Knochen** verletzt sind.

Bei **geschlossenen Wunden** ist keine äußere Verletzung der Haut zu erkennen, die Blutgefäße und Nerven in der Haut und den darunter liegenden Geweben werden aber dennoch zerstört. Es kommt zu **Blutergüssen**, zur **Weichteilschwellung** und zu **starken Schmerzen.**

Definition

Werden durch flache, tangentiale Gewalteinwirkung ganze Hautlappen abgehoben, spricht man von **Ablederung** oder **Décollement**. Die vollständige Abtrennung eines Körperglieds wird Amputation genannt.

Um eine Wunde adäquat versorgen zu können, ist es wichtig zu erfahren, wie sie entstanden ist (z. B. durch mechanische Gewalteinwirkung, Hitze, Kälte, Strahlen, chemische oder bakterielle Einflüsse). Um die Möglichkeit einer Wundinfektion abzuschätzen, ist außerdem der Ort des Unfalls von Bedeutung (Kontamination mit Erde, Fäkalien, Staub etc.).

2.6.2 Mechanische Verletzungen

Der Großteil aller Unfallverletzungen sind Wunden, die durch äußere Gewalteinwirkung entstehen, von Schürf- oder Risswunden bis hin zu lebensbedrohenden Schussverletzungen.

Gefahren und Komplikationen

Die meisten mechanischen Verletzungen sind harmlose Wunden, die mit einem einfachen Wundschutz behandelt werden können. Sind die Wunden aber kontaminiert und bleiben unbehandelt, kann es zu **schweren Infektionen** kommen.

Definition

Bei **Schürfwunden** wird nur die Epidermis weggerissen, Lederhaut und Subcutis bleiben unverletzt. Die Blutkapillarschlingen des Stratum papillare werden dabei aufgerissen, weshalb es zu den typischen punktförmigen Blutungen kommt (☞ Abb. 11).

Großflächige Abschürfungen können daher zu einem starken Blutverlust führen. Sorgfältig gereinigte Schürfwunden heilen normalerweise unter dem Schorf narbenlos ab.

Definition

Blasen entstehen, wenn gleichzeitig Druck und Reibung auf die Haut einwirken. Die Epidermis hebt sich vom Corium ab und Gewebeflüssigkeit (seltener Blut) sickert in den entstandenen Hohlraum.

Blasen müssen in der Regel nicht behandelt werden. Wenn sie aufreißen, sollten sie mit einem sterilen Schutzverband abgedeckt werden.
Bei **Schnittwunden** sind die Wundränder glatt und klaffen meist auseinander. Es kommt zu einer starken Blutung. Je nach Tiefe des Schnitts können Muskeln, Sehnen, Nerven und Gefäße mitverletzt sein (**komplizierte Schnittwunde**). Durch den geringen Verlust an Hautsubstanz heilen Schnittwunden nach Adaptation der Wundränder meist primär und mit geringer Infektionsgefahr.
Stichwunden verursachen äußerlich harmlos aussehende Wunden, die aber aufgrund der hohen Infektionsgefahr oft gefährlich sind. Außerdem können bei tiefgehenden Stichwunden auch innere Organe schwer verletzt werden (☞ Abb. 12).

Therapie

> Bei tiefen oder ausgedehnten Stichwunden oder Verdacht auf Infektionen muss der Stichkanal ausgeschnitten und eventuelle Fremdkörper müssen entfernt werden.

Eine ausgeschnittene Wunde heilt primär, gegebenenfalls verzögert primär, infizierte Wunden dagegen sekundär. Eine Ruhigstellung ist nur bei Wunden in Gelenknähe empfehlenswert.

Definition

> **Pfählungsverletzungen** sind eine besondere Form der Stichwunde, bei der ein stumpfer, pfahlartiger Gegenstand in den Körper eindringt. Hierbei liegen immer schwere innere Verletzungen vor, die eine operative Versorgung unerlässlich machen (☞ Abb. 13).

Definition

> **Risswunden** haben zerfetzte Wundränder und bluten meist sehr stark. Je nach Tiefe können sie oberflächig, penetrierend oder kompliziert sein (☞ Abb. 14).
> Oberflächige kleine Risse heilen durch Epithelisation.

Hinweis

> Bei größeren Rissen, wenn keine Wundausschneidung möglich ist, sollte wegen der Infektionsgefahr und des Substanzverlustes eine Sekundärheilung angestrebt werden.

Definition

> **Kratzwunden** entsprechen oberflächigen Risswunden.
> **Prellungen** und **Quetschungen** sind geschlossene Wunden infolge stumpfer Gewalteinwirkung. Bei der Prellung weicht die Haut durch die Polsterwirkung der darunter liegenden Gewebe aus, die elastische Schicht wird nicht beschädigt. Bei einer Quetschung wird Druck aus zwei entgegengesetzten Richtungen auf die Haut ausgeübt.

Beide Verletzungen haben die gleichen Folgen. Die Hautblutgefäße zerreißen, wodurch Blut in das Gewebe tritt und sich ein **Hämatom** (Bluterguss) bildet. Aufgrund der beschädigten Zellen tritt vermehrt Flüssigkeit aus den Kapillaren ins Gewebe, die Weichteile schwellen an, ein Ödem entsteht. Nerven und Nervenendigungen werden zerstört, was gemeinsam mit der gesteigerten Gewebespannung durch das Hämatom und das Ödem zu starken Schmerzen führt.

Therapie

Quetschungen und Prellungen heilen schneller ab, wenn das betroffene Körperteil ruhiggestellt und hochgelagert wird. Auch feucht-kalte Verbände oder Kühlung durch Eis, die das Zusammenziehen der Gefäße bewirken, fördern die Heilung. Ein Kompressionsverband hilft, die Blutung ins Gewebe zu stillen und fördert die Resorption von Hämatomen und Ödemen.

Gefahren und Komplikationen

Beide Verletzungen können, vor allem im Bereich des Rumpfes, massive Auswirkungen auf tiefer gelegene Strukturen und Organe haben, auch wenn sie äußerlich harmlos aussehen.

Definition

Quetsch- und Platzwunden entstehen auf die gleiche Weise wie Quetschungen und Prellungen, wobei aber die Elastizitätsgrenze des Gewebes überschritten wird und die Haut im Zentrum der Gewalteinwirkung aufplatzt (☞ Abb. 15).

Quetschwunden bluten meist nur wenig. In der Umgebung gibt es meist ausgedehnte Hautabschürfungen, in der Tiefe sind häufig Muskeln, Sehnen, Gefäße, Nerven und Faszien gequetscht oder zerrissen.

Die meisten Platzwunden finden sich an Körperstellen, an denen die Haut unmittelbar dem Knochen aufliegt (z. B. Schädel oder Schienbein). Sie sind meist nicht sehr tief, ihre Wundränder sind unregelmäßig und häufig zerfetzt. Die Blutungen sind in der Regel mäßig, bei Verletzungen der Kopfschwarte aber auch stärker. Platzwunden können stark schmerzen, wenn die nervenreiche Knochenhaut (Periost) beeinträchtigt ist.

Therapie

Die meisten Quetsch- und Platzwunden müssen durch Wundausschneidung operativ versorgt werden.

Gefahren und Komplikationen

Bisswunden bergen eine hohe Infektionsgefahr, da die Keime tief in das Hautgewebe eingebracht werden, wo sie sich sehr schnell vermehren. Bei **Tierbissen** besteht zudem die Gefahr einer Tollwutinfektion (☞ Abb. 16).

Therapie

Tiefe Bisswunden sollten möglichst ausgeschnitten werden, sie heilen nach entsprechendem Verschluss primär. Oberflächige und nicht revidierbare Bisswunden werden der Sekundärheilung zugeführt.

Insektenstiche erfordern selten eine Wundversorgung, da es in der Regel oberflächige Bagatellverletzungen sind. Ausnahme ist, wenn der Stachel in der Haut stecken geblieben ist und sich der Stich entzündet. Bei Insektenstichen schwillt das Gewebe durch das eingespritzte Gift an und verursacht einen Juckreiz.

Gefahren und Komplikationen

Im Fall einer heftigen allergischen Reaktion muss rechtzeitig ein Antihistaminikum (z. B. Clemastin, Tavegil®) verabreicht werden.

Schussverletzungen sind in den überwiegenden Fällen komplizierte Wunden. Man kann sie in drei Gruppen unterteilen: **Streifschüsse, Durchschüsse und Steckschüsse**. Bei einem **Streifschuss** entsteht eine oberflächige, rinnenförmige Wunde. **Schrotschüsse**, die zu den **Steckschüssen** gehören, da das Geschoss den Körper nicht wieder verlässt, verursachen viele, dicht nebeneinanderliegende kleine Wunden und ein massives Weichteiltrauma, vor allem, wenn der Schuss aus kurzer Entfernung abgegeben wurde. **Durchschüsse** hinterlassen an der Eintrittstelle meist nur eine kleine, kreisförmige, kaum blutende Wunde. Die Austrittstelle erleidet hingegen durch die mitgerissenen Gewebetrümmer schwere Gewebeschäden.

Therapie

Steck- und Durchschüsse müssen meistens chirurgisch behandelt werden.

Gefahren und Komplikationen

Bei allen Schussverletzungen besteht immer eine große Infektionsgefahr.

Definition

Bei Ablederungen (Décollement) werden durch eine starke tangentiale Quetschung die Haut und das subkutane Fettgewebe von der Faszie abgerissen (☞ Abb. 17). Der abgelederte Hautlappen wird nekrotisch, da auch die versorgenden Blutgefäße zerfetzt werden. In manchen Fällen kann die gereinigte und von Fettgewebe befreite Haut replantiert werden. **Skalpierungen**, bei denen die Kopfhaut abreißt, gehören auch zu den Ablederungen.

Definition

Die **Aushülsungsverletzungen** an den Fingern sind Sonderfälle von Ablederungen. Hierbei wird durch festsitzende Ringe die gesamte Haut mit Unterhautgewebe wie ein Handschuhfinger abgezogen.

Definition

Bei den **Amputationen** unterscheidet man die **totale** und die **subtotale Abtrennung** von Körperteilen. Bei der subtotalen Amputation ist das abgetrennte Glied noch über Hautbrücken mit dem Körper verbunden und kann unter bestimmten Bedingungen replantiert werden (☞ Abb. 18 und Abb. 19).

2.6.3 Thermische Verletzungen

Die Körperzellen können gewisse Temperaturschwankungen tolerieren. Temperatursteigerungen werden meist schlechter vertragen als Temperatursenkungen, da bei ca. 56°C die **Denaturierung der Eiweiße** beginnt und das Gewebe abstirbt. Längere tiefe Temperaturen führen zu massiven **Durchblutungsstörungen**, die eine Nekrose des betroffenen Gewebes zur Folge hat. Man unterscheidet thermische Schädigungen in lokale Gewebezerstörungen und **Überhitzung** bzw. **Unterkühlung**. Letztere bewirken zentrale Regulationsstörungen, die im schlimmsten Fall mit dem Tod durch Hitzschlag bzw. Kältetod enden.
Die Intensität einer Temperaturschädigung ist weit wichtiger als deren Dauer. Verbrennungen und Erfrierungen teilt man in drei Grade ein, die sich nur auf die Tiefe, nicht auf deren Ausdehnung, beziehen. Für die Prognose aber sind beide Kriterien entscheidend.

2.6.3.1 Verbrennungen

Neuner-Regel

Mit Hilfe der **Neuner-Regel** wird die Ausdehnung einer Verbrennung in Prozent der Körperoberfläche geschätzt. Hierbei wird die Körperoberfläche in 11 Bezirke à 9% eingeteilt:

Kopf	1 x 9%
rechter Arm	1 x 9%
linker Arm	1 x 9%
Rumpf vorne	2 x 9%
Rumpf hinten	2 x 9%
rechtes Bein	1 x 9%
linkes Bein	1 x 9%
Summe	11 x 9% = 99%
+ Genitale	1%
	100%

Der Handteller des Verletzten entspricht etwa 1% seiner Körperoberfläche.

Für Kinder gilt eine andere Regel, da sich die Relationen von Kopf und Extremitäten während des Wachstums verändern (☞ Abb. 20).

Verbrennungen 1. Grades

Ein typisches Beispiel für eine **Verbrennung 1. Grades** ist der **Sonnenbrand**. Hierbei werden nur die obersten Hautschichten geschädigt. Das Stratum corneum wird denaturiert, und es entsteht ein Ödem der Epidermis und des Coriums. Die Gefäße sind weitgestellt und mit Blut überfüllt. Die Haut ist stark gerötet, spannt und schmerzt. Zur Behandlung genügt ein kühlendes Gel oder Brandsalbe. Die Haut heilt unter trockenem Abschuppen der obersten Epithelschicht.

Verbrennungen 2. Grades

Bei **Verbrennungen 2. Grades** wird die Cutis durch die Eiweißkoagulation geschädigt und scheidet seröse Flüssigkeit aus. Die oberste Hautschicht löst sich dadurch von der Lederhaut, es entstehen sehr schmerzhafte **Brandblasen**. Diese sollten nur unter keimfreien Bedingungen eröffnet werden, um eine Infektion zu vermeiden. Die Blasendecke wird als natürlicher Wundschutz belassen. Es folgt eine Wundbehandlung mit feuchtem Wundmilieu, wodurch sich das Epithel ohne Narbenbildung vollständig regenerieren kann.

Verbrennungen 3. Grades

Durch sehr starke Hitzeeinwirkung sterben im Rahmen von **Verbrennungen 3. Grades** größere Hautareale und das darunterliegende Gewebe ab (☞ Abb. 21). Die Brandwunde kann unterschiedliche Ausprägungen haben, von grauweißlichen, trockenen **Nekrosen** mit schwarzem Schorf bis hin zu vollständigen **Verkohlungen**. Meist sind in der Umgebung Verbrennungen ersten bis zweiten Grades zu finden.
Die Auswirkungen auf den Gesamtorganismus sind bei schweren, großflächigen Verbrennungen gefährlich. Die ausgedehnten Wunden sondern große Mengen eiweißhaltiger Flüssigkeit ab, wodurch ein erheblicher Verlust an Eiweißen, Elektrolyten und Flüssigkeit entsteht, der schnellstmöglich substituiert werden sollte. Bei ausgedehnten Brandverletzungen besteht zudem die Gefahr, dass **toxische Eiweißzerfallsprodukte** von der Wunde in die Blutbahn gelangen. Um dies zu verhindern, werden Stoffe appliziert, die das Ausschwemmen der Giftstoffe verhindern. Weiterhin ist die Gabe von Antibiotika notwendig, um einer bakteriellen Infektion vorzubeugen.

Therapie

Zur Wundbehandlung werden zunächst die Nekrosen abgetragen, um die Granulation und Epithelisation zu ermöglichen. Danach werden die Wundflächen mit auto-, homo- oder heterologen Transplantaten bzw. alloplastischem Hautersatz gedeckt.

2.6.3.2 Erfrierungen

Kälteschäden sind charakterisiert durch **Rötungen, Blasenbildung** und **Nekrosen** der Haut und der tiefer gelegenen Gewebe.

Erfrierungen 1. Grades

Erfrierungen 1. Grades entstehen durch kurzzeitige (bis etwa eine Stunde dauernden) Kälteeinwirkungen und beschränken sich auf die Haut. Gefährdet sind vor allem die **Füße**, aber auch **Hände, Wangen, Kinn, Ohren** und **Nase**. Das betroffene Gebiet wird nur noch schwach durchblutet und erscheint dadurch blass, taub und klamm. Bei Wiedererwärmung wird die Haut hyperämisch, rötet sich leicht und schwillt an. Nach ein bis zwei Wochen ist die Durchblutung wieder normalisiert, es kann aber eine geringe **Kälteempfindlichkeit** zurückbleiben. Zur Behandlung sollte die Haut schonend wiedererwärmt werden.

Erfrierungen 2. Grades

Bei **Erfrierungen 2. Grades** schädigt die einwirkende Kälte die Kapillaren in dem Maße, dass deren Wände für das Blutplasma durchlässig werden. Das austretende Blutplasma hebt die oberste Hautschicht ab, und es kommt zur Bildung von **serösen (Wasser-) Blasen**, im weiteren Verlauf auch zu **hämorrhagischen (Blut-) Blasen**. Eine Eröffnung darf wegen der Infektionsgefahr nur unter sterilen Bedingungen stattfinden. Die entstandene Wunde wird mit einem sterilen, keim- und wasserdichten, atmungsaktiven Verband geschützt.
Um die Wiederdurchblutung der Haut zu fördern, sind ansteigende Bäder sinnvoll. Erfrierungen 2. Grades heilen ohne Narbenbildung ab, da nur die Epidermis geschädigt wird. Es können aber ein **Kribbeln** oder ein **Taubheitsgefühl (Parästhesien)** und **Kälteempfindlichkeit** zurückbleiben.

Erfrierungen 3. Grades

Bei **Erfrierungen 3. Grades** gehen diese Schädigungen weit in die Tiefe. Durch die **irreversible Gefäßlähmung** kommt es im betroffenen Gebiet zu einem **Blutstillstand**. Das Blut zerfällt und tritt aus den Gefäßen aus. Aufgrund des Versorgungsmangels stirbt das umliegende Gewebe ab. Die Demarkation des erfrorenen Gewebes erfolgt erst im Verlauf mehrerer Wochen, da die Bildung von Granulationsgewebe nur sehr langsam einsetzt. Erst zu diesem Zeitpunkt können Gewebetrümmer abgetragen oder eine Amputation im gesunden Gewebe vorgenommen werden. Die weitere Behandlung ist die gleiche wie bei Verbrennungen 3. Grades.

2.6.3.3 Stromverletzungen

Bei einem Stromunfall stehen die **thermischen Schäden** im Vordergrund, da die elektrische Energie in Wärme umgewandelt wird. Je nach Stromstärke und Spannung lassen sich die Stromverletzungen in **Niederspannungsunfälle, Hochspannungsunfälle** und **Blitzschlagverletzungen** einteilen.

Niederspannungsunfälle

Niederspannungsunfälle (bis 1000 Volt) hinterlassen so genannte Strommarken, kleine, kreisrunde **Verbrennungen an der Ein- und Austrittstelle.** Daneben kann es aber auch zu Funktionsstörungen des Herzens bis zum sofortigen **Herzstillstand** und zu plötzlichen starken **Muskelkontraktionen** mit nachfolgenden Sehnenrissen, Knochenbrüchen und Verrenkungen kommen.

Hochspannungsunfälle

Hochspannungsunfälle mit Spannungen über 1000 Volt haben schwerste Verbrennungsschäden zur Folge.
Bei einem **Blitzschlag** dauert die einwirkende Spannung zwar nur einige Mikrosekunden, beträgt aber mehrere Kilovolt. Auf der Haut sind die typischen, verzweigten **Blitzfiguren** erkennbar. Durch die enorme Druckwelle entstehen Begleitverletzungen, die wie die entstandenen Verbrennungen 3. Grades im Vordergrund der Behandlung stehen.
Alle Stromschädigungen werden wie thermische Verletzungen behandelt.

2.6.3.4 Chemische Verletzungen

Säure- und Laugenverätzungen

Durch das Einwirken von **Säuren** oder **Laugen** entstehen, je nach Konzentration und Dauer der Einwirkung, schwere **Hautverätzungen**, die auf der Zerstörung der Eiweiße beruhen und somit den Verbrennungswunden ähnlich sind. Sie werden deshalb auch als **„chemische Verbrennungen"** bezeichnet und entsprechend behandelt.
Um eine chemische Verletzung richtig behandeln zu können, ist es wichtig, ob sie durch eine Säure oder eine Lauge verursacht wurde.

Verätzungen durch Säuren

Starke Säuren verursachen tiefreichende **Ätzwunden**, die als erstes mit viel Wasser gespült und anschließend mit Natriumbicarbonat neutralisiert werden sollten (☞ Abb. 22). Das geronnene, abgestorbene Gewebe der **Koagulationsnekrose** bildet einen festen, trockenen Schorf mit je nach Art des Stoffes unterschiedlicher Farbe. Eine Verätzung heilt nur langsam sekundär aus. Wenn die Wunde nicht behandelt wurde, ist auch eine Heilung unter dem Schorf möglich.

Verätzungen durch Laugen

Bei Laugenverätzungen wird das Gewebe durch eine basische Denaturierung von Eiweißen zerstört und verflüssigt, es entsteht eine **Kolliquationsnekrose** mit weichem, weißlichem, tiefreichendem Schorf (☞ Abb. 23). Die Wunde muss sofort mit viel Wasser oder einer milden Säure (z. B. Zitronensäure oder verdünnte Essiglösung) gespült werden. Wird die Verletzung nicht sofort behandelt, kommt es zu einer tiefreichenden Gewebeschädigung.

2.6.3.5 Strahlenschäden

Ionisierende Strahlen wie Röntgenstrahlen, Alpha-, Beta- oder Gammastrahlung, verändern die chemischen Strukturen der Zellbestandteile (z. B. Eiweiße, Enzyme, DNA) und führen so zu Hautläsionen.

Strahlenschäden werden wie Verbrennungen behandelt. Sie werden je nach Höhe der Strahlendosis in **vier Schweregrade** eingeteilt:

Einteilung der Strahlenschäden

1. Früherythem: Direkt nach der Bestrahlung kommt es zu einer **leichten Hautrötung** mit anschließendem **lokalem Haarausfall, Abschuppung der Haut** und **leichter Hyperpigmentierung.** Alle Veränderungen sind **voll reversibel.**
2. Dermatitis erythematodes: Ab einer Strahlendosis von etwa 6 Gy bzw. 600 rd kommt es nach einigen Wochen zu einer akuten **Hautentzündung mit Ödemen**, Spannungsgefühl und Schmerzen. **Vorübergehender Haarausfall** und **Hyperpigmentierung** können als **Spätfolgen** auftreten.
3. Dermatitis bullosa: Durch Strahlendosen von 8–10 Gy (= 800–1000 rd) entstehen nicht nur **Verbrennungen 2. Grades**, sondern auch blasige **Abhebungen der Epidermis** und heftige **Erytheme.** Die Haut wird durch die dauerhaft geschädigten Hautkapillaren atrophisch, Haare und Talgdrüsen können **nicht mehr regeneriert** werden.
4. Dermatitis gangraenosa: Gewebe, das einer hohen Strahlendosis ausgesetzt war, wird **nekrotisch.** Strahlenulzera sind schwer zu therapieren und heilen sehr schlecht ab. Zudem können sich **maligne Hauttumoren** entwickeln.

2.6.4 Chronische Wunden

Ursachen

Diese Schädigungen sind meistens auf eine **Mangelversorgung des Gewebes** zurückzuführen. Die Ursachen für die daraus resultierenden **schlecht** bis **gar nicht heilenden trophischen Defekte** sind unterschiedlich. Grundsätzlich gilt aber, dass sie nur geheilt werden können, wenn die zugrunde liegende Störung beseitigt wird. Die Wundversorgung ist in diesen Fällen zwar eine notwendige Maßnahme, die aber nur die Beschwerden lindert, jedoch nicht die Ursache beseitigt.

2.6.4.1 Dekubitus

Entstehungsmechanismus

Bei Patienten, die lange **bettlägerig** und **immobilisiert** sind, ist das Gewebe, das direkt auf einem Knochen aufliegt (z. B. am Steißbein oder der Ferse), ständig einem **Druck** ausgeliefert und wird deshalb nicht mehr ausreichend durchblutet. Daraus können **tiefe Nekrosen** und **Dekubitalgeschwüre** mit eitrigen, schmierigen Belägen entstehen. Die Heilungsaussichten verschlechtern sich noch, wenn Muskeln, Sehnen oder Knochen ebenfalls infiziert werden. In solchen Fällen ist die operative Entfernung des geschädigten Gewebes der beste Weg zu einer erfolgreichen Heilung. Nach dem Débridement sollte die Wunde mit einem Verschiebeschwenklappen abgedeckt werden (☞ Abb. 24 a, b).

2.6.4.2 Gangrän

Definition

Bei einer Gangrän handelt es sich um einen nicht mehr ernährten Gewebebezirk, der vor allem bei **arteriosklerotischen** oder **diabetischen Durchblutungsstörungen** in den unteren Extremitäten auftritt. Man unterscheidet zwischen der **trockenen Gangrän,** bei der das eingetrocknete Gewebe hart und schwärzlich gefärbt ist, weshalb man auch von einer Mumifikation spricht (☞ Abb. 25). Bei der **feuchten Gangrän** verflüssigt sich das abgestorbene Gewebe durch Infektion mit Anaerobiern und Fäulnisbakterien.

2.6.4.3 Ulcus cruris venosum

Ursachen

Die Ursachen für das Ulcus cruris venosum sind vielfältig. Es beruht auf einer **schweren Störung der venösen Mikro- und Makrozirkulation** und tritt häufig während einer **chronisch venösen Insuffizienz** oder bei einer **tiefen Beinvenenthrombose** auf. Die Hauptlokalisation für ein Ulcus cruris venosum ist die Knöchelregion. Das Gewebe wird nur mangelhaft versorgt und von schädlichen Stoffen befreit. Es genügen schon kleine Verletzungen oder geringe Belastungen, um eine Ulzeration auszulösen.

2.6.5 Ulzerierende Tumoren

Durch den geschwürigen Zerfall von Hauttumoren (z. B. Basalzell- und Plattenepithelkarzinom, malignes Melanom) werden **therapieresistente Wunden** hervorgerufen. In diesen Fällen ist die einzige Behandlungsmöglichkeit die totale operative Entfernung der Geschwulst mit anschließender Sekundärheilung oder plastischer Deckung.

2.7 Faktoren, die die Wundheilung beeinflussen

Der Heilungsverlauf einer Wunde hängt hauptsächlich von der **Art der Verletzung** und dem **Zustand der Wunde** ab. Es gibt aber auch noch einige andere Faktoren, die für die Behandlung wichtig sind. Nachfolgende Tabelle gibt einen Überblick über die Beeinflussungsmöglichkeiten einer Wundheilung.

Tab. 1: Beeinflussungsmöglichkeiten der Wundheilung

	Faktoren, die eine Heilung fördern	Faktoren, die eine Heilung verlängern oder hemmen
Keimbesiedelung	Keimfreie Wunde, steriles Arbeiten, gutes Wunddébridement, regelrechte Desinfektion	Bakterieller Infekt, unvorsichtiges Arbeiten, schlechtes oder kein Wunddébridement, unzureichende Desinfektionsmaßnahmen
Durchblutung	Gute Durchblutung	Schlechte Durchblutung, AVK, Zirkulationsstörungen
Operationstechnik	Atraumatisches, gewebeschonendes Arbeiten, spannungsfreier Wundverschluss	Traumatisierende Operationstechnik, starke Kompression von außen, Spannung an den Wundrändern, postoperatives Wundödem, Hämatom
Ruhigstellung	Ruhigstellung der Wunde durch eine Schiene oder einen Verband	Frühes Bewegen im Wundgebiet
Medikamente, Bestrahlung	Kein Präparat bekannt	Kortison, Zytostatika, Bestrahlung im Wundgebiet, Antikoagulanzien, Antiphlogistika
Allgemeinzustand	Guter Allgemein- und Ernährungszustand	Schlechter Allgemein- oder Ernährungszustand, Diabetes mellitus, maligne Tumoren, Unterernährung, Eiweißmangel, Tuberkulose, Anämie
Alter	Jugendliches Alter	Höheres Alter
Vitamine und Spurenelemente	Vitamin A, B-Vitamine, C, E, K, Zink, Kupfer, Eisen	Vitaminmangel, Malabsorptions- oder Maldigestionssyndrom

Tab. 1: (Fortsetzung)

	Faktoren, die eine Heilung fördern	Faktoren, die eine Heilung verlängern oder hemmen
Verschmutzung	Schmutzfreie oder gut gesäuberte Wunde, gutes Débridement	Fremdkörper, in der Wunde belassene Schmutzpartikel, Nekrosen, Wundtaschen
Wundverband	Phasengerechte Wundbehandlung	Falsches Verbandmanagement, zu häufiger Verbandwechsel

2.7.1 Zustand der Wunde

Art, Tiefe und Ausdehnung der Verletzung

Glatte oder oberflächige Wunden heilen schneller, wenn keine tieferliegenden Strukturen geschädigt wurden. Die Sekundärheilung dauert länger als die Primärheilung oder die Epithelisation, da mehr neues Gewebe gebildet werden muss und die Wunden meist kontaminiert sind.

Wundlokalisation

Wunden an **besser durchbluteten Körperstellen** (z. B. im Gesicht) **heilen schneller** als Wunden an weniger gut durchbluteten Stellen (z. B. die Haut über dem Schienbein, Schädelkalotte). Auch ist es entscheidend, welches Gewebe betroffen ist. Die Muskulatur heilt beispielsweise aufgrund der besseren Durchblutung schneller als Faszien oder Sehnengewebe.

Verschmutzungsgrad

Kommt es zu **entzündlichen Reaktionen** (z. B. durch eingedrungene Fremdkörper oder infektiöse Mikroorganismen), **verzögert** sich der Heilungsprozess.

Wundumgebung

Befinden sich im Wundbereich **Nekrosen** oder **zerfetzte Wundränder**, sollten diese chirurgisch revidiert werden, da sie **Infektionen begünstigen** und die Versorgung des Wundgebiets mit **Nährstoffen blockieren**. Große **Ödeme verändern den hydrostatischen Druck** und können somit die Vaskularisation und die Bildung von Granulationsgewebe behindern. Hier helfen Kompressionsverbände oder eine Lageveränderung (Hochlagerung).
Ein dicker Wundschorf sollte abgetragen werden, da er die **Epithelisation erschwert**. Außerdem **beeinträchtigt** er bei infizierten, sekundär heilenden Wunden den **Abfluss** von **Eiter und Wundsekret**.

Wundgebietdurchblutung

Die Durchblutung des Wundgebiets ist für die reparativen und regenerativen Prozesse der Wundheilung von enormer Wichtigkeit. Dies schließt die Versorgung mit folgenden Stoffen ein:

- Sauerstoff: Im Wundbereich laufen vermehrt metabolische Prozesse ab, deren Energiezufuhr bei längerfristigem Sauerstoffmangel beeinträchtigt wird.
- Nährstoffe: Die Synthese von neuen Zellen im Wundgebiet benötigt mehr Nährstoffe als im gesunden Gewebe, vor allem **Vitamine, Fette, Mineralien, Spurenelemente, Kohlenhydrate, Aminosäuren** und **Wasser**. Ist auch nur einer dieser Stoffe nicht ausreichend vorhanden, kommt es zu einer Heilungsstörung.

Wundbeschaffenheit

Wird eine offene Wunde nicht feucht gehalten, trocknet sie innerhalb von 2–3 Stunden aus und wird auf der Oberfläche nekrotisch. Die Epithelisation muss folglich unterhalb dieser Schicht erfolgen. Es kommt zu einer verzögerten Heilung, da mehr Gewebe gebildet werden muss.
Das Feuchthalten des Wundgebiets kann nicht nur die verzögerte Heilung verhindern. Es bewirkt weiterhin, dass die Epithelisation beschleunigt wird, die Entzündungsreaktion schneller einsetzt und die Gewebeproliferation und Gefäßneubildung gesteigert werden.

Patientenalter

Mit steigendem Alter nimmt die Fähigkeit des Körpers zur Wundheilung ab. Eine offene Wunde heilt beispielsweise bei einem 20-jährigen Menschen in 40 Tagen ab, bei einem 40-jährigen hingegen in 76 Tagen. Dies liegt daran, dass viele Prozesse nur noch **verlangsamt ablaufen**. Auch das Bindegewebe ist nicht mehr so straff organisiert, und die Immunabwehr lässt nach. Die Makrophagen und Monozyten kommen später ins Wundgebiet, und die Entzündungsphase dauert wesentlich länger. Zudem treten im höheren Alter vermehrt Krankheiten auf, die Durchblutungsstörungen verursachen, wie Arteriosklerose, Diabetes mellitus oder Veneninsuffizienz.

2.7.2 Ernährungszustand

Kachexie (Auszehrung) ist oft Ursache für eine verzögerte Wundheilung. Sie tritt meist bei Patienten mit **Immunschwäche** oder **bösartigen, konsumierenden Tumoren** auf.
In allen anderen Fällen ist eine schlechte Wundheilung meist auf einen **Mangel eines bestimmten Nährstoffes** zurückzuführen, der in der Regel nur durch Laboruntersuchungen geklärt werden kann.
Durch eine Verletzung benötigt der Körper mehr Nährstoffe als sonst. Dazu gehören Proteine, Kohlenhydrate, Fette, Vitamine sowie Mineralstoffe und Spurenelemente.

2.7.3 Medikamente

Folgende Medikamente beeinflussen die Wundheilung:

- Immunsuppressiva,
- Zytostatika,

- Glukokortikoide und andere Antiphlogistika,
- Antikoagulanzien.

2.7.4 Rauchen und Drogen

Auch starker Nikotin- oder Drogenabusus wirken sich ungünstig auf die Wundheilung aus. Rauchen führt zu arteriosklerotischen Gefäßveränderungen und schweren Durchblutungsstörungen an den unteren Extremitäten („Raucherbein"). Durch die Verengung der peripheren Blutgefäße wird nicht nur das Wundgebiet unterversorgt. Bei Drogenabhängigen kommen der **geschwächte Allgemeinzustand** und eine **unzureichende Ernährung** hinzu.

2.8 Störungen der Wundheilung

Da sehr viele Faktoren an der Wundheilung beteiligt sind, kann es natürlich auch zu Störungen im Heilungsverlauf kommen. Die Gewebereaktionen sind dann zwar die gleichen, aber intensiver und länger andauernd.

Die häufigsten Ursachen einer Wundheilungsstörung sind:
- Wundinfektionen,
- flüssigkeitsgefüllte Hohlräume im Bereich der Verletzung (Hämatom und Serom),
- überschießende oder mangelhafte Bindegewebeneubildung (Narbenhypertrophie, Keloid, Narbenkontraktur),
- Wundruptur, vor allem infolge eines unzureichenden Wundverschlusses oder einer Infektion.

2.8.1 Wundinfektion

Die folgenschwerste Störung ist eine Infektion mit pathogenen Keimen. Normalerweise ist die Haut eine Schutzbarriere für Erreger. Durch eine Verletzung können diese aber ungehindert in das Wundgebiet eindringen. Diese so genannte **Kontamination** ist allerdings noch keine Infektion. Erst wenn die Keime in ausreichender Menge vorhanden sind, entsteht eine Infektion. Weiterhin sind die lokalen Bedingungen entscheidend. So sind **ausgedehnte, zerklüftete Wunden** mit **Hämatomen** oder **Seromen** ein ausgezeichneter Platz zur Vermehrung der Erreger. Viele **pathogene Mikroorganismen** werden durch eingedrungene Fremdkörper in die Wunde eingebracht und lösen so schwere Infektionen aus. Weitere Faktoren, die eine Infektion begünstigen, sind **abgestorbene Gewebeteile**, eine **geschwächte Immunabwehr, unzureichende Blutversorgung** des betroffenen Gebiets und ein **schlechter Allgemeinzustand.**

Es gibt unterschiedliche Keime, die auf verschiedene Arten den Körper schädigen. Manche zerstören ihre Wirtszellen, die meisten aber setzen Giftstoffe frei. Diese Toxine schädigen zuerst nur lokal das Gewebe, werden aber über das Blut und die Lymphe abtransportiert und können so auch die Zellen schädigen, die weit von der Wunde entfernt sind. Auf diese Weise entsteht eine Allgemeininfektion, die **Sepsis**.

Drei Erregerarten

Es gibt drei Arten von Mikroorganismen, die eine Wundinfektion auslösen können. Dies sind Viren, Pilze und Bakterien.

Viren

1. Viren: Viren sind für Wundinfektionen nicht von großer Bedeutung. Zu ihnen gehören aber die Erreger von AIDS und Tollwut. Tollwutviren werden meist durch Bisswunden erkrankter Tiere übertragen. Füchse sind in Deutschland die wichtigsten Reservoire dieses Virus, die häufigste Infektionsquelle ist allerdings der Hund. Wird nach einem Biss durch ein tollwütiges Tier sofort eine aktive Impfung vorgenommen, kann der Ausbruch der Infektion verhindert werden.
Gegen eine HIV-Infektion gibt es bislang keine Schutzimpfung und auch keine Gegenmaßnahmen. Daher ist vor allem für Ärzte und Pflegepersonal der mechanische Schutz vor einer Infektion bei der Behandlung offener, blutender Wunden besonders wichtig.

Pilze

2. Pilze: Auch sie sind für die Wundinfektion nicht sehr bedeutsam. Strahlenpilze (Aktinomyzeten) können jedoch eitrige und langwierige Hautinfektionen, meist im Gesicht, auslösen (☞ Abb. 26). Sie leben in der Regel in der Mundhöhle in zerklüfteten Tonsillen oder kariösen Zähnen, von wo aus sie in das verletzte Gewebe wandern. Wunden, die von Aktinomyzeten befallen sind, sondern weißlichen, dünnflüssigen Eiter ab.

Bakterien

3. Bakterien: Dies ist die größte Gruppe der Krankheitserreger. Sowohl Bakterien als auch Sporen gibt es überall in der Natur. Sie unterteilen sich in Aerobier, die nur mit Sauerstoff gedeihen können, und Anaerobier, die an der Luft sterben. **Bakterien** lassen sich auch nach ihrer Form einteilen in **Kokken** (Kugeln), **Bazillen** (Stäbchen) und **Spiren** (Schrauben).
Obwohl bei einer Wundinfektion meist verschiedene Bakterienarten zusammenwirken (man spricht dann von einer Mischinfektion), sind die Abwehrreaktionen immer gleich. Die zelluläre und humorale Immunität wird aktiviert, um die Bakterien zu beseitigen. Wenn der Körper die Infektion nicht sofort stoppen kann, stirbt das Gewebe durch die von den Bakterien produzierten Toxine ab. Diese abgestorbenen Zellen, die weißen Blutkörperchen und die sich vermehrenden Bakterien bilden den Eiter, der, abhängig vom Erreger, in Art und Menge unterschiedlich ist. Infolge dieses klinischen Bildes und den Entzündungszeichen lassen sich Wundinfektionen in drei Gruppen mit unterschiedlichen Erregern einteilen.

Pyogene Wundinfektionen (ausgelöst durch Eitererreger ☞ Abb. 27):

Pyogene Wundinfektionen

Die Entzündungsreaktion führt bei den pyogenen Wundinfektionen zu starker Eiterbildung, die in der Regel durch Kokken, vor allem **Staphylo- und Streptokokken**, ausgelöst werden. Da beide Kokkenarten fast überall, also auch auf der Haut, vorhanden sind, können sie auch ohne Verschmutzung der Wunde jederzeit eindringen.
Staphylokokken bilden traubenförmige Kolonien und produzieren goldgelben, rahmigen Abszesseiter. Die Infektion breitet sich normalerweise nicht aus. Bei der Vermehrung setzen Staphylokokken verschiedene **Toxine** frei, die **hämolytisch** wirken und das Gewebe absterben lassen. Die Schäden sind irreversibel und bilden eine dauerhafte Narbe.

Gefahren und Komplikationen

> Staphylokokken sind grundsätzlich hochempfindlich gegen **Penicillin**, wobei sich aber bereits eine Vielzahl von Stämmen gebildet hat, die sowohl ß-Laktamase (ein Penizillin spaltendes Enzym) produzieren als auch einen ringförmigen DNS-Strang (Plasmid) mit den entsprechenden Informationen an andere Bakterien weitergeben. Infektionen mit diesen Erregern, die hauptsächlich in Krankenhäusern erworben werden, sind deshalb sehr bedrohlich.

Streptokokken bilden kettenförmige Kolonien. Sie schütten unter anderem **Streptolysine** aus, die die **Wände der weißen Blutkörperchen auflösen**, und **Streptokinasen**, die Plasminogen in Plasmin umwandeln und damit das **Fibrinnetz zerstören**, das die Wunde schützt. Streptokokkeninfektionen breiten sich gerne entlang von **Sehnen, Gewebespalten** und **Muskelsepten** aus.
In eitrigen Wunden mit Verunreinigung durch Fäkalien befindet sich auch das **Darmbakterium Escherichia coli**, zu erkennen am typischen Kotgeruch des Eiters. Einen süßlichen Geruch hingegen verströmt das Bakterium **Pseudomonas aeruginosa**, das den Eiter blaugrün färbt.

Putride Wundinfektionen (ausgelöst durch Fäulniserreger):

Putride Wundinfektionen

Bei den Fäulniserregern steht deren **Zellen zersetzende** Wirkung im Vordergrund. Während des Abbaus der Eiweißverbindungen entstehen faulig stinkende Gase. Durch den schmierig-jauchigen Zerfall des Gewebes entsteht eine Gangrän (☞ Abb. 28).
Ein sehr typischer Erreger dieser Infektionen ist **Proteus vulgaris**, ein Bakterium mit Geißel, das verschiedene eiweißspaltende Enzyme, Schwefelwasserstoff (H_2S) und Urease produziert. Es kommt in **menschlichen Exkrementen** und **Erde** vor.

Anaerobe Wundinfektionen (ausgelöst durch Anaerobier):

Anaerobe Wundinfektionen

Anaerobier gedeihen entweder in ausgedehnten Nekrosen oder schlecht durchbluteten Geweben, aber auch in normal versorgtem Gewebe bei gleichzeitiger Infektion mit putriden und/oder pyogenen Erregern, da diese den Sauerstoff verbrauchen (☞ Abb. 29).

Die gefährlichsten anaeroben Keime sind die **Klostridien.** Hierbei handelt es sich um Sporen bildende Bazillen, die **hochtoxische Stoffe** und **zerstörerische Enzyme** produzieren. Die bekanntesten sind die **Tetanus-Erreger** (Clostridium tetani) und die Erreger des **Gasbrands** (Clostridium perfringens). Beide kommen in **Gartenerde** und **Ackerboden** vor.

2.8.2 Hämatom und Serom

Definition

> Ein Hämatom oder Bluterguss entsteht, wenn durch Gewalteinwirkung die Blutgefäße im Wundbereich zerreißen.

Die Blutzellen in diesen Hämatomen zerfallen und bilden ein gelblich-braunes Sekret, welches auch Sauerstoffradikale enthält, die bei der Hämoglobinspaltung frei werden. Diese sind zwar wichtig für die Bekämpfung von Keimen, sie zerstören aber auch körpereigene Zellen.

Definition

> Ein Serom entsteht dadurch, dass sich größere Hohlräume in der Umgebung einer Wunde mit Lymphe, Serum oder verflüssigtem Gewebe füllen. Die Flüssigkeit in einem Serom ist klar und leicht gelblich.

Serome und Hämatome drücken die Wundränder auseinander und **verlangsamen** so den Heilungsverlauf und sind obendrein ein guter **Nährboden für Keime**. Deshalb sollten beide entweder **punktiert** (bei kleineren Flüssigkeitsansammlungen) oder durch eine **Redon-Saugdrainage** entleert (bei größeren Ansammlungen) werden.

2.8.3 Gestörte Bindegewebeneubildung

Bei einer Wunde, die primär heilt und chirurgisch versorgt wurde, entsteht im Normalfall eine kaum sichtbare, strichförmige Narbe, es sei denn, es kommt zu einer überschießenden Bindegewebeneubildung.

2.8.3.1 Narbenhypertrophie

Wirken im Verlauf der Wundheilung **starke Zugkräfte** auf das junge Gewebe, bilden sich große **auffällige Narben mit Wulstbildung**, die weit über die Hautoberfläche herausragen. Sie entstehen durch die **vermehrte Bildung von Blutgefäßen und Bindegewebe** aufgrund des mehrfach einwirkenden Zugreizes. Wird bei chirurgischen Eingriffen **parallel** zu den Langerschen Linien geschnitten, können solche hypertrophen Narben vermieden werden. In Fällen, in denen das

nicht möglich ist, kann ein postoperativ angelegter **Kompressionsverband** den gleichen Effekt erzielen.
Narbenhypertrophien sind besonders häufig nach **Verbrennungen**, vor allem bei Kindern, zu beobachten. Eine langwierige Behandlung mit maßgefertigten, das komplette Wundgebiet abdeckenden **Kompressionsbandagen** hilft, das Narbenergebnis zu verbessern.

2.8.3.2 Keloid

Beim Keloid wuchert das Gewebe nicht nur im Wundbereich, sondern breitet sich auch **tumorartig im umliegenden gesunden Gebiet** aus (☞ Abb. 30). Das Narbengewebe ist durch das eingelagerte Wasser prall, glänzend und glatt.
Keloide kommen am häufigsten bei Menschen zwischen 10 und 30 Jahren vor, bei Weißen seltener als bei Farbigen. Bei Albinos treten sie gar nicht auf, da sie nur in **pigmentierter Haut** vorkommen. Eine genetische Disposition ist wahrscheinlich.
Eine **chirurgische Revision** der Keloide sollte durch eine anschließende **Kompressionsbandage** für vier bis sechs Monate ergänzt werden, um die Bildung von Rezidiven zu verhindern. Eine weitere Möglichkeit der Behandlung ist ein **kryochirurgisches** Verfahren. Hierbei wird das Keloid mehrmals mit **flüssigem Stickstoff vereist**, wobei es langsam vernarben kann.

2.8.3.3 Narbenkontraktur

Besonders bei sekundär heilenden, großflächigen Defektwunden entstehen durch die ungleichmäßige Wundkontraktion oft eingezogene Narben. Sie sind nicht nur häufig entstellend, sondern behindern auch die Beweglichkeit, wenn sie über Gelenke verlaufen.
Narbenkontrakturen können auf die gleiche Weise wie Keloide korrigiert werden.

2.8.3.4 Wundruptur

Definition

> Eine Wundruptur bzw. Wunddehiszenz ist das Aufplatzen einer chirurgisch genähten Wunde. Geschieht dies kurz nach der Operation, ist meist ein fehlerhafter Knoten des Nahtmaterials die Ursache. Bei Bauchnähten kann aber auch ein geblähter Bauchraum zu einer Wundruptur führen.
> Später erfolgende Rupturen haben meist eine Störung eines Wundheilungsprozesses (z. B. ungenügende Kollagenbildung) oder eine massive Infektion zur Ursache.

Die Wunde muss komplett revidiert und mit durchgreifenden Draht- oder Bleiplattennähten vernäht werden. Erfolgt die postoperative Wundruptur im Bereich des Abdomens und sind die Darmschlingen sichtbar, wird dieser Zustand **Platzbauch** genannt.

3 Die Segmente der Wundversorgung

Auch heute noch werden Wunden nach den Jahrtausende alten vier Prinzipien der Wundversorgung behandelt, die alle das Ziel haben, optimale Voraussetzungen für die Wundheilung zu schaffen und Störfaktoren zu beseitigen. Die biochemischen Reaktionen können aber zurzeit noch nicht so beeinflusst werden, dass die Heilung beschleunigt wird.

Merke

1. Die **Wundreinigung** dient der Vorbeugung einer Infektion und Fremdkörperreaktion, die körpereigene Immunabwehr wird so entlastet.
2. Der **Wundverschluss** verkleinert den Wundspalt, der Defekt kann schneller mit Narbengewebe aufgefüllt werden.
3. Werden bestimmte Substanzen in die Wunde appliziert, wird ein bestehender Mangel an essenziellen Stoffen ausgeglichen. Durch diese **Stimulation** wird die Wundheilung gefördert.
4. Zum **Schutz** vor störenden äußeren Einflüssen wird die Wunde abgedeckt.

Für die Wundbehandlung steht heute eine Fülle von Produkten und Therapieverfahren zur Verfügung, so dass jede Verletzung adäquat versorgt werden kann. Nicht nur die Art der Verletzung, sondern auch der Heilungsverlauf muss dabei berücksichtigt werden. Jede Behandlung richtet sich nach den individuellen Bedingungen wie **Art des Traumas, Lage und Ausdehnung der Wunde, Infektionsgrad** sowie **Alter und Gesundheitszustand des Patienten.**

Wundmanagement

Der Begriff des Wundmanagements, der häufig mit Wundversorgung gleich gesetzt wird, beinhaltet neben der Behandlung der Wunde auch die umfassende Betreuung des Patienten, also auch lebensrettende Sofortmaßnahmen wie **Stabilisierung des Kreislaufs** und **der Atmung, Blutstillung, Schockbehandlung, Infusionstherapie, Infektionsprophylaxe** durch Impfungen, gezielte **antibiotische Therapie** von Wundinfektionen und die **Schmerzbekämpfung**. Wundmanagement beinhaltet somit eine ganzheitliche ärztliche Versorgung und nicht nur die alleinige Behandlung der Wunde.

3.1 Prinzipien des Wundmanagements

3.1.1 Allgemeine Maßnahmen

Merke

> Bei der Versorgung von Patienten mit offenen Wunden ist antiseptisches Arbeiten von größter Bedeutung, um eine Keimverschleppung zu verhindern. Das Wichtigste dabei ist das Tragen von Schutzkleidung wie Handschuhe, Maske, Kittel und Schürze.

Desinfektion als Voraussetzung für antiseptisches Arbeiten

Die eigenen Hände müssen gründlich **gereinigt** und **desinfiziert** werden, um die mikrobielle Flora so weit wie möglich zu verringern. Dazu eignen sich am besten Hände-Desinfektionsmittel, die auf alkoholischer Basis mit 60–80%igem Ethanol oder Propanol beruhen. Zur **hygienischen Händedesinfektion** werden 3 ml mindestens 30 Sekunden lang in die Haut eingerieben. Bei der **chirurgischen Händedesinfektion** vor jedem chirurgischen Eingriff müssen mindestens 10 ml portionsweise 5 Minuten lang in Hände und Unterarme eingerieben werden.
Kommen Hautpartien mit Wundsekret in Kontakt, müssen diese erst desinfiziert und anschließend gewaschen werden, um die Gefahr der Keimverschleppung so gering wie möglich zu halten.

Maßnahmen zum Eigenschutz vor Hepatitis B und AIDS

Gefahren und Komplikationen

> Bei der Versorgung einer offenen Wunde sollte stets bedacht werden, dass über das Blut viele lebensbedrohliche Virusinfektionen übertragen werden, die nur durch einen entsprechenden Schutz verhindert werden können. Eine besondere Gefährdung liegt bei Hepatitis B- und HI-Viren vor, die nicht nur im Blut, sondern auch im Speichel, in der Tränenflüssigkeit, im Sperma und in vaginalen und rektalen Sekreten vorkommen.

Mechanischer Schutz

Pathogene Viren werden hauptsächlich durch **Blut-zu-Blut-Kontakt** übertragen, wobei schon sehr geringe Mengen ausreichen, um eine Infektion auszulösen. An den Händen befinden sich oft kleinste Risse in der Haut, die zwar unauffällig sind, aber dennoch die natürliche Schutzbarriere unterbrechen. **Schutzhandschuhe** verhindern eine Infektion auf diesem Wege. Eine zusätzliche Händedesinfektion mit einem flüssigen Desinfektionsmittel mit Remanenzwirkung gewährleistet den Schutz auch, falls der Handschuh undicht werden sollte.
Alle Gegenstände, Kleidungsstücke und medizinischen Instrumente, die mit Blut oder Sekret in Berührung gekommen sind, dürfen nur mit Handschuhen angefasst und müssen vorschriftsgemäß gereinigt bzw. entsorgt werden. Bei Verletzungen durch Kanülen von Injektionen und Punktionen ist die Infektionsgefahr besonders groß,

weshalb benützte Kanülen sofort in den Entsorgungsbehälter abgeworfen werden müssen.
Infektionen können auch durch **Blut-Schleimhaut-Kontakt** übertragen werden. Deshalb ist besonders bei Wunden, die unter Druck stehen (z. B. Blasen oder Verletzungen von Blutgefäßen), der **Schutz der Augen** und des **Mundes** durch eine **Brille** und eine **Maske** wichtig.

3.1.2 Schutzimpfungen

Für Ärzte und medizinisches Personal ist die Schutzimpfung gegen das **Hepatitis-B-Virus** unentbehrlich. Die **aktive Immunisierung** wird mittels eines Totimpfstoffs erreicht, der ein gereinigtes, nichtinfektiöses Oberflächenprotein des Virus (HBsAg) enthält.
Die Grundimmunisierung besteht aus drei intramuskulären Injektionen. Die ersten beiden werden im Abstand von vier Wochen verabreicht, die dritte nach 6–12 Monaten. Um den Impferfolg nachzuweisen, ist eine Anti-HBsAg-Bestimmung 4–6 Wochen nach der Grundimmunisierung sinnvoll.
Eine postinfektiöse Prophylaxe ist bei ungeimpften Personen, die mit Hepatitis-B-Viren in Kontakt gekommen sind, innerhalb von 48 Stunden angezeigt. Diese **passive Immunisierung** erfolgt durch homologes Hepatitis-B-Immunglobulin. Die **aktiv-passive Simultanimpfung** bietet aber mehr Sicherheit.

Gefahren und Komplikationen

> Gegen AIDS gibt es, auch in absehbarer Zeit, keine aktive oder passive Impfung, weshalb die mechanische Infektionsprophylaxe hier besonders wichtig ist.

3.1.3 Blutstillung

Je nach Art, Größe und Lokalisation des geschädigten Blutgefäßes ist die **Stärke der Blutung** unterschiedlich. Aus einer **Kapillare sickert** es langsam heraus, aus einer **Vene fließt** es und aus einer **Arterie schießt** es pulsierend. Bei leichten Blutungen genügt ein **steriler Wundverband**, um die Blutung zu stoppen, bei einer starken Blutung muss ein **Druckverband** angelegt und das betroffene Körperteil hochgelagert werden (☞ Abb. 31).
Bei einer arteriellen Blutung ist der Druck des Verbandes oft nicht fest genug, um die Blutung zum Stillstand zu bringen. Es sollte versucht werden, die betroffene Arterie an einer Stelle abzudrücken, an der sie über einem Knochen verläuft (☞ Abb. 32). Ein Druckverband muss aber dennoch angelegt werden, da die Arterie nur kurze Zeit abgedrückt werden darf. Sofern möglich, kann versucht werden, mit einer Arterienklemme das betroffene Gefäß abzuklemmen.
In seltenen Fällen wie Amputationsverletzungen muss eine Blutstillung durch das Abbinden einer Extremität erreicht werden (☞ Abb. 33). Hierzu wird eine breitflächige Auflage, die im Gegensatz zu

schmalen Materialien die Verletzung von Nerven, Gewebe und Gefäßen verhindert, mit so starkem Druck angelegt, dass die Blutung zum Stoppen kommt. Die gesamte Extremität wird so nicht mehr durchblutet, das Gewebe sieht weiß aus und der Puls ist nicht mehr fühlbar. Dieser Zustand der Mangelversorgung darf **maximal zwei Stunden** andauern, danach stirbt das Gewebe ab.

Gefahren und Komplikationen

> Sollte sich das Gewebe bläulich verfärben, liegt eine Stauung vor, bei der nur die ableitenden Venen, aber nicht die Arterien komprimiert wurden.

3.1.4 Schockbehandlung

Kommt es durch große Wunden, innere Blutungen oder ausgedehnte Verbrennungen zu einem hohen Blut- oder Flüssigkeitsverlust, so entsteht ein **Volumenmangelschock**. Liegt das Defizit bei 20% oder mehr (bei einem Mensch mit 70 kg Körpergewicht ist dies etwa 1 Liter Blut), konzentriert der Körper durch eine periphere **Vasokonstriktion** automatisch die verbliebene Blutmenge auf die lebenswichtigsten Organe Herz, Gehirn und Lunge. Alle übrigen Organe und Körperregionen werden weniger durchblutet, so auch Leber und Niere, die infolgedessen schnell die Ausscheidungs- und Entgiftungsfunktion einstellen. Im weiteren Verlauf kommt es zur Kreislaufdekompensation mit **starkem Blutdruckabfall** und **erhöhtem Puls**, da das Herz durch eine erhöhte Schlagfrequenz versucht, die abgefallene Förderleistung auszugleichen.

Der **Schockindex** (= Quotient aus Pulsrate und systolischem Blutdruck) sagt einiges über die Höhe des Blutverlustes sowie den Zustand des Patienten aus. Ein gesunder Mensch mit einem Puls von 70 Schlägen pro Minute und einem systolischen Blutdruck von 140 mmHg hat einen Schockindex von 0,5. Bei einem Blutvolumenverlust bis 30% liegen Blutdruck und Puls beide bei etwa 100 und der Schockindex steigt auf 1. Ab einem Wert von 1,5 ist der Zustand lebensbedrohlich.

Merke

$$\text{Schockindex} = \frac{\text{Puls (Schläge pro Minute)}}{\text{Systolischer Blutdruck (mmHg)}}$$

Therapie

> Um das zentrale Blutvolumen mit peripheren Blutreserven aufzufüllen, wird der Kopf des Schockpatienten tiefgelagert bei gleichzeitiger Hochlagerung der Beine und Anlegen eines Kompressionsverbandes. Wichtig ist auch das Zudecken des Patienten, um Wärmeverluste zu vermeiden (☞ Abb. 34).

Warnung

Es darf aber keinesfalls zusätzlich Wärme zugeführt werden, damit sich die Blutgefäße in der Peripherie nicht erweitern. Ist der Schockpatient bewusstlos, muss er in die Seitenlage gebracht und wenn nötig mit Sauerstoff beatmet werden.

Die wichtigste Maßnahme ist, weitere Volumenverluste durch die Blutstillung zu verhindern. Um das Gefäßsystem wieder aufzufüllen, muss so schnell wie möglich **Flüssigkeit intravenös** verabreicht werden. Zu Beginn eignen sich **Vollelektrolytlösungen**, nach der Stabilisierung des Kreislaufs werden **Plasmaexpander** oder gegebenenfalls **Vollblut** verabreicht.

3.1.5 Analgesie und Sedierung

Mit der Analgesie und Sedierung werden nicht nur vegetative Begleitreaktionen, die die vitalen Funktionen gefährden können, unterdrückt, sie dienen auch der **Schmerzbekämpfung** und damit der **psychischen Entlastung** der Notfallpatienten.
Bei Rupturen und Frakturen der Extremitäten kann eine Schmerzlinderung schon durch die **Ruhigstellung** oder **Reposition** mit entsprechender Lagerung erreicht werden.

Hinweis

Ist eine medikamentöse Behandlung notwendig, eignen sich **Opioide** oder **morphinhaltige Analgetika**, die gleichzeitig auch **sedierend** wirken. Kurzwirksame Substanzen sind empfehlenswert, um die spätere Diagnostik zu erleichtern.

3.1.6 Wundversorgung am Unfallort

Jede Wunde sollte schnellstmöglich mit einem sterilen Verband abgedeckt werden, um eine zusätzliche Verschmutzung zu verhindern.

Gefahren und Komplikationen

Desinfektionsmittel, Salben oder Puder dürfen auf gar keinen Fall verwendet werden.

Sind Fremdkörper tief in die Wunde eingedrungen, dürfen diese keinesfalls entfernt werden, da es beim Herausziehen zu starken Blutungen kommen und die Tiefe der Wunde später schwerer beurteilt werden kann.

Therapie

Es wird ein lockerer steriler Verband mit einem ringförmigen Polster aus Mullbinden zur Vermeidung von Druckeinwirkung auf die Wunde angelegt (☞ Abb. 35).
Verbrennungen müssen mit viel fließendem kalten Wasser gekühlt und anschließend steril abgedeckt werden.

3.1.7 Klinische Untersuchung

Entscheidend für den Verlauf der Wundheilung und manchmal sogar über Leben oder Tod des Patienten sind die vom Arzt eingeleiteten **Erstmaßnahmen**. Die Erhebung der **Vorgeschichte** (Anamnese) und die sorgfältige **Inspektion der Wunde** ist auch bei Notfallpatienten äußerst wichtig, da eine Wunde, die auf den ersten Blick harmlos aussieht, durchaus lebensbedrohlich sein kann. Nur wenn der Schweregrad des Gewebeschadens bekannt ist, kann die Wunde adäquat versorgt werden.

Anamnese

Bei Notfallpatienten gibt es **zwei Bereiche der Anamnese**, die Unfallanamnese und die persönliche Anamnese. Beide sind wichtige Grundlagen für die Diagnose.

Unfallanamnese

Art, Richtung und **Stärke der Gewalteinwirkung** sind bei der Beurteilung von traumatischen Wunden sehr wichtig. Mit Hilfe der Schilderung des Unfallhergangs können Verletzungstiefe, mögliche eingedrungene Fremdkörper und Verletzungen von Gefäßen, Nerven, Knochen, Körperhöhlen oder lebenswichtigen inneren Organen besser beurteilt werden. Auch **Begleitverletzungen**, die nicht gleich ersichtlich sind, aber gefährlicher als die Wunde selbst sein können, lassen sich aus diesen Angaben schließen. Bei Bauchtraumen und Kopfverletzungen ist die Möglichkeit bedrohlicher Komplikationen besonders hoch, weshalb eine weiterführende Diagnostik durchgeführt werden muss. Bei Bisswunden muss zudem die Gefahr einer Tollwutinfektion ausgeschlossen werden.
Der Unfallort gibt Informationen über den Grad der Verschmutzung der Wunde.

Gefahren und Komplikationen

> Ein besonders hohes Infektionsrisiko besteht bei Unfallverletzungen in Kliniken, Metzgereien, landwirtschaftlichen Betrieben und im Bereich der Kanalarbeit und Müllabfuhr.

Die Gefahr einer Wundinfektion steigt mit der Zeit, die seit dem Unfall vergangen ist, stark an, weshalb der genaue Zeitpunkt des Unfalls wichtig ist. Massiv infektionsgefährdet sind Wunden, die älter als 6 Stunden sind. In den ersten 9–12 Stunden herrschen grampositive und gramnegative Mikrokokken vor, nach 12–24 Stunden erst Staphylokokken und Streptokokken. Anaerobe Bakterien entwickeln sich hauptsächlich bei Wunden mit verminderter Durchblutung, also bei Schädigungen von Kapillaren und bei nekrotischen Wunden.
Ob eine Wunde verschlossen werden darf oder eine offene Behandlung durchgeführt werden muss, hängt somit vom **Infektionsgrad** und dem **Alter der Wunde** ab.
Der Unfallhergang kann auch **forensisch** oder **versicherungsrechtlich** von Bedeutung sein, wenn z. B. ein **Arbeitsunfall** oder **Fremd-**

verschulden vorliegt. Die erhobenen Daten sollten daher schriftlich festgehalten und ggf. mit Skizzen oder Fotos ergänzt werden.

Persönliche Anamnese

Der Patient sollte, sofern möglich, seine Symptome und Schmerzen, die durch den Unfall entstanden sind, mit Lokalisation und eventuellen Funktionsausfällen schildern. Die Art und Weise der Schilderung lässt Rückschlüsse auf den psychischen und allgemeinen Zustand zu. Ein Hirntrauma oder ein Schockzustand sind beispielsweise bei lebhaften und genauen Schilderungen fast immer auszuschließen. Alle Symptome und das Allgemeinbefinden sind zu **dokumentieren.** Empfindet der Patient Symptome wie Schwindel, Atemnot, Brechreiz, Frieren oder Durst, könnte dies auf schwerwiegende Begleitverletzungen oder einen einsetzenden Schock hinweisen.
Wichtig ist auch, ob **Allergien** oder sonstige **Erkrankungen mit Medikamenteneinnahme** vorliegen, um allergische Reaktionen oder Wechselwirkungen mit anderen Medikamenten auszuschließen. Ebenso darf nicht vergessen werden, den **Tetanus-Impfschutz** abzuklären und ggf. eine passiv-aktive Immunisierung vorzunehmen.
Die Lebensgewohnheiten des Patienten sind ebenfalls bedeutsam. **Drogen-, Nikotin-** oder **Alkoholabusus** können eine Rolle bei der Therapie spielen, ebenso der **Beruf** des Patienten und die Tatsache, ob er **Rechts- oder Linkshänder** ist.

Inspektion

Um die Diagnostik nicht zu erschweren, sollten dem Patienten möglichst **keine Analgetika** gegeben werden. Starke Schmerzen können oft schon durch eine Ruhigstellung des verletzten Körperteils gemindert werden.
Vor der Inspektion der Wunde wird der **Ganzkörperstatus** erhoben. Die wichtigsten Punkte hierbei sind:

- Atmung (flach, stoßweise),
- Hautfarbe (rosig, blass, zyanotisch) und -temperatur (Stirn, Hände, Füße, Nase),
- Durchblutungsstörungen (Stauung, Ischämie, Varizen),
- Zeichen äußerer Gewalteinwirkung auf der Körperoberfläche (Hämatome, Hautverfärbungen, Schwellungen, Schürfwunden, Blasen, Injektionsspuren, Kontusionsmarken),
- Körperöffnungen (Blutungen aus Mund, Nase, Ohren, Genitalien oder Anus, Anzeichen von Erbrechen, Fötor),
- Trophische Störungen (glatte, atrophische Haut, abnormer Haarwuchs oder abnorme Schweißsekretion, veränderte Hautfarbe, trophische Ulzera).

Beurteilung der Wunde

Anschließend wird die **Wunde** selbst unter Beachtung der allgemeinen Infektionsschutzmaßnahmen beurteilt:

- Liegt eine frische Wunde vor oder ist die Verletzung schon länger her und schon verschorft oder eitrig belegt? Handelt es sich um eine schlecht heilende chronische Wunde wie z. B. ein Ulcus cruris?

- Ist die Lokalisation der Wunde in einem gut durchbluteten Gebiet wie Gesicht, Arm, Hand oder Rumpf oder an einer schlecht durchbluteten Stelle wie am Schienbein? Können aus der Lage Begleitverletzungen wie Schädel-Hirn-Trauma, Bauchtrauma, Eröffnung von Gelenken oder Durchtrennung von Nerven entstehen?
- Wie ist der Zustand der Wunde (geschlossen, offen, verhärtet, bläulich verfärbt, geschwollen, deformiert, sezernierend, blutend)? Wie sieht das Wundsekret aus? Ist die Blutung arteriell, venös oder kapillar? Kann sie gestillt werden? Wie hoch ist der Blutverlust?
- Wie groß ist die Ausdehnung der Wunde?
- Auch die Tiefe der Wunde ist von Bedeutung. Da dies aber in vielen Fällen nur durch das schmerzhafte Spreizen der Wundränder und somit auch der Gefahr der Keimverschleppung erkennbar ist, sollte die Tiefe der Wunde am besten bei der Behandlung unter Narkose ermittelt werden.
- Sind die Wundränder glatt und gut durchblutet oder zerfetzt, gequetscht, gequollen, unterminiert und schlecht durchblutet?
- Sind Fremdkörper in der Wunde, wenn ja, welche? Wie stark ist die Wunde verschmutzt?
- Bestehen Schwellungen, Rötungen, Haltungsfehler oder Funktionsbeeinträchtigungen? Dies sind Hinweise auf Schädigungen benachbarter Organe oder umgebender Gewebe. Den genauen Zustand ergibt meist erst die weitergehende Diagnostik.
- Anhand der Farbe der Wunde kann man offene Wunden grob in drei Klassifikationen einteilen. Diese sind aber nur bedingt zur Beurteilung anwendbar, da auch Mischformen (vor allem bei sekundär heilenden Wunden) und andere Wundfarben auftreten können. Eine infizierte Wunde kann auch grün sein, eine nekrotische auch weiß, und frische Epithelinseln erscheinen oft violett oder bläulich.
  - Eine rote (= granulierende) Wunde ist beispielsweise eine gut granulierende, sekundär heilende oder oberflächige Wunde wie Spalthautentnahmestellen. Sie ist nicht infiziert, hat ein gut ausgebildetes Granulationsgewebe und glatte Wundränder. Die Heilung verläuft optimal.
  - Charakteristisch für die gelbe (= schmierig belegte) Wunde ist der Belag, der aus Eiter, Bakterien, Wundsekret und abgestorbenen Zellen besteht. Sie erscheint grünlich, wenn das aerobe Bakterium Pseudomonas aeruginosa überwiegt. Die Wundheilungsvorgänge sind durch die Infektion gestört. Chronische, schlecht heilende Wunden wie das Ulcus cruris sind typische Beispiele für gelbe Wunden.
  - Die schwarze (= nekrotische) Wunde entsteht, wenn chronische Wunden längere Zeit der Luft ausgesetzt sind, hauptsächlich bei Dekubitalgeschwüren. Sie sind von einer trockenen, lederartigen, schwarzen Nekrose bedeckt, die die mechanischen Zellaktivitäten und autolytischen Prozesse hemmt.

- Die vorherrschenden Bakterien bei infizierten und eitrigen Wunden verursachen teilweise einen typischen Geruch. Pseudomonas aeroginosa ruft einen aromatischen, süßlichen Geruch hervor, Escherichia coli einen Geruch nach Fäkalien und putride Erreger wie Proteus vulgaris einen fauligen Geruch nach Schwefelwasserstoff.

Palpation

Durch die Tastuntersuchung können **Formveränderungen** wie Gewebeverlust oder -vermehrung sowie die **Konsistenz**, also Verhärtungen oder Ödeme, festgestellt werden. Bewegliche Flüssigkeitsansammlungen verursachen eine Verschiebbarkeit des Gewebes, eine Gasbrandinfektion ein charakteristisches Knistern. Weiterhin kann durch die Palpation das Gewebe auf **Druckschmerz** überprüft werden.

Weitergehende Untersuchungen

Bei Bagatelltraumen, also einfachen Verletzungen, kann die Diagnose meist auf Grund der Anamnese, Inspektion und Palpation erstellt werden. Puls und Blutdruck müssen in jedem Fall gemessen werden, um einen Schockzustand auszuschließen. Ergänzende diagnostische Maßnahmen müssen eingesetzt werden, wenn der Verdacht auf schwere Begleitverletzungen oder Infektionen mit Fieber und Entzündungszeichen besteht.

Prüfung von Durchblutung, Sensibilität und Motorik

Ob benachbarte Strukturen wie Nerven, Sehnen, Gefäße oder Gelenke mit betroffen sind, kann durch **Funktionsprüfungen** festgestellt werden. Aufgrund der Hautfarbe und -temperatur sowie dem Ertasten der Arterienpulse werden die **Durchblutungsverhältnisse** distal der Wunde kontrolliert. Durch einen Berührungs- oder Schmerzreiz im Wundbereich, der mit der Reaktion im ungeschädigten Gewebe verglichen wird, können **Nervenschädigungen** erkannt werden. Schädigungen des Bewegungsapparates können durch aktives und passives Durchbewegen von Gelenken und Gliedmaßen diagnostiziert werden, sofern dabei Gelenkgeräusche, Asymmetrie zur gesunden Seite oder eine abnorme Beweglichkeit auffallen.

Laborstatus

Zur Routineuntersuchung gehört der **einfache** Laborstatus, der schnell zu bestimmende Blutparameter wie die Anzahl der **Leukozyten** (kleines Blutbild) und die **Blutkörperchensenkungsgeschwindigkeit** (BKS) beinhaltet. Anhand der Erhöhung der BKS kann das Ausmaß des Entzündungsprozesses bestimmt werden. Der **Hämoglobingehalt** deutet auf akute oder chronische Anämien hin. Liegt ein Verdacht auf Abdomenverletzungen vor, ist eine zusätzliche **Untersuchung des Urins** auf **Blut, Glukose** und **Eiweiß** angezeigt.
Beim **erweiterten** Laborstatus werden zudem der **Gerinnungsstatus**, das **Differentialblutbild** und die **Serumbestandteile** bestimmt sowie eine **Blutgasanalyse** durchgeführt. Diese Untersuchung ist vor allem bei komplexen Verletzungen und bei älteren, multimorbiden Patienten angezeigt.

Röntgenuntersuchung

Sie ist bei Verdacht auf **Frakturen** und **Luxationen** und zur Lokalisation von **Fremdkörpern** aus Glas oder Metall notwendig. Bei Kopfplatzwunden sollte eine Röntgenuntersuchung nur bei dringender Notwendigkeit durchgeführt werden. Bei Stichverletzungen am Thorax ist eine vorsorgliche Untersuchung angebracht, um einen **Pneumothorax** auszuschließen.

Sonografie

Die Ultraschalluntersuchung ist vor allem bei stumpfen Thorax- und Bauchtraumen sowie zur Feststellung von **inneren Blutungen** und **Organrupturen** indiziert. Sie muss mehrmals wiederholt werden, da manche Blutungen erst nach einigen Stunden eindeutig zu erkennen sind.

Computertomografie (CT)

Die CT ist ein röntgendiagnostisches Verfahren, das Querschnittbilder einzelner Organe mit einer hohen Auflösung zeigt. Sie wird bei Verdacht auf **intrakranielle Blutungen, Hirnödem** und **Verletzungen parenchymatöser Organe** (Milz, Niere, Leber, Pankreas) sowie zum Nachweis kleiner **intra- und retroperitonealer Hämatome** eingesetzt.

Kernspintomografie (Magnetic Resonance Imaging=MRI)

Auch mit der MRI werden innere Organe in verschiedenen Schnittebenen mit einer sehr hohen Auflösung plastisch dargestellt. Kleinste anatomische Strukturen wie Nervengewebe werden klar abgebildet, weshalb die MRI hauptsächlich bei **Verletzungen von Rückenmark und Gehirn** angewendet wird.

Wundabstrich

Bei schlecht heilenden, eiternden und schmerzenden Wunden besteht Infektionsgefahr. Mit Hilfe eines Wundabstrichs kann der **vorherrschende Erreger ermittelt** und so gezielt antibiotisch behandelt werden.

3.1.8 Diagnose

Alle Ergebnisse der klinischen Untersuchung führen zur Diagnose und müssen **dokumentiert** werden. Lage und flächige Ausdehnung der Wunde werden zur besseren Orientierung mit einer **Skizze** dokumentiert. Ebenso wird die **Ursache** der Verletzung und die Verletzungsart (chronische oder traumatische Verletzung) festgehalten. Entscheidend für die angestrebte Heilungsform (primär, verzögert primär oder sekundär) ist die Tiefe des Gewebeschadens, das Alter der Wunde, die Beschaffenheit der Wundränder und der Infektionsgrad.

3.1.9 Prophylaxe von Wundinfektionen

Durch Wunden können krankheitserregende Mikroorganismen in den Körper eindringen und sich im verletzten Gewebe vermehren. Der Körper aktiviert daraufhin seine Immunabwehr, indem eine

Entzündungsreaktion einsetzt. Wenn die **Keimvermehrung** fortschreitet, entsteht eine Wundinfektion. Dazu müssen pro Kubikmillimeter Gewebe mindestens 10^4 pyogene Streptokokken und 10^5–10^6 Staphylokokken vorhanden sein. In manchen Fällen genügen aber auch schon sehr viel weniger Erreger, z. B. bei lokalen Störfaktoren wie Fremdkörper oder Nekrosen oder bei stark virulenten Erregern. Weiterhin ist für die Entstehung einer Wundinfektion die allgemeine Immunsituation des Verletzten maßgeblich. Bei Durchblutungsstörungen, Diabetes mellitus oder anderen schweren Grunderkrankungen ist diese beispielsweise herabgesetzt.
Eine Infektion mit Eitererregern bleibt meist auf das Wundgebiet beschränkt, wo sie Heilungsstörungen mit geschwollenen Wundrändern, Druck- und Berührungsschmerz und eitrigem Sekret verursacht. Wenn die Erreger über kleinere Blutgefäße in den Kreislauf gelangen, liegt eine **Bakteriämie** vor. Sie hält aber meist nicht lange an, da die körpereigenen Abwehrmechanismen die Keime schnell beseitigen.

Definition

> Verbreiten sich größere Mengen an Bakterien und deren Toxine über die Blutgefäße im Körper, so entsteht ein toxischer Schock oder eine Blutvergiftung (generalisierte Sepsis).

In der Regel entzünden sich auch die **Lymphgefäße**, man spricht dann von einer **Lymphangitis**. Diese ist an den druckschmerzhaften, rot erscheinenden Streifen von der Wunde zur Körpermitte hin erkennbar. Kommt es außerdem zu einem Befall der regionalen **Lymphknoten**, die daraufhin anschwellen und sich entzünden, liegt eine **Lymphadenitis** vor.
Anaerobe Bakterien bilden hochgiftige Toxine, so dass Infektionen mit diesen Erregern akute lebensbedrohliche Auswirkungen haben. Der bekannteste Erreger dieser Gruppe ist Clostridium tetani, der Erreger des Wundstarrkrampfes (Tetanus). Tollwutviren sind ähnlich gefährlich, werden aber nur durch Bisse infizierter Tiere übertragen.

Allgemeine Maßnahmen zur Minderung des Infektionsrisikos

Es gibt viele prophylaktische und therapeutische Möglichkeiten, um die oben genannten Infektionen zu verhindern. Oberstes Gebot zur Vermeidung einer Keimverschleppung ist streng aseptisches Arbeiten mit sterilen Materialien. Um vorhandene Keime in der Wunde zu reduzieren, müssen Fremdkörper entfernt und die Wunde sowie die umliegenden Hautareale gereinigt und eventuell desinfiziert werden. Bestimmte Infektionen können durch eine **Immunisierung** verhindert oder durch eine **Antibiotikatherapie** kontrolliert werden.

3.1.9.1 Tetanusprophylaxe

Zu den Standardimpfungen bei Kindern gehört zwar die Immunisierung gegen das Clostridientoxin dazu, sie muss aber alle 10 Jahre aufgefrischt werden. Viele Erwachsene versäumen diese Auffrischimpfung jedoch, so dass die Sterblichkeit durch eine Tetanusinfektion immer noch bei 25–40% liegt. Patienten mit einer offenen Wunde müssen daher unbedingt nach der letzten Schutzimpfung befragt werden. Da die Tetanuserreger und deren Sporen überall in der Erde vorkommen, besteht schon bei kleinsten Hautverletzungen die Gefahr einer Infektion. Ein besonders hohes Risiko besteht bei Verletzungen an den Füßen, bei tiefen und stark verschmutzten Wunden mit Fremdkörpern, Biss- und Schussverletzungen, Quetschwunden mit unübersichtlicher Taschenbildung sowie nekrotischen Wunden, da diese ideale Bedingungen zur Vermehrung bieten.

Therapie

Bei zweifelhaftem Impfschutz muss baldmöglichst homologes **Immunglobulin** in einer Dosierung von 250 IE **intragluteal** verabreicht werden, um einen ausreichenden Antikörperspiegel zu erhalten. Zusätzlich müssen die körpereigenen Abwehrkräfte mittels einer aktiven Immunisierung durch eine Simultanimpfung mit 0,5 ml Formoltoxoid in die kontralaterale Gesäßmuskulatur angeregt werden. Wird nach 4–6 Wochen eine zweite Injektion und nach 6–12 Monaten eine dritte vorgenommen, so hält die aktive Immunisierung für etwa 10 Jahre an.

Übersicht 1: Tetanus-Immunprophylaxe im Verletzungsfall

Anzahl der Impfungen	Saubere, geringfügige Wunden		Alle anderen Wunden[1]	
	Td oder DT[2]	TIG[3]	Td oder DT[2]	TIG[3]
Unbekannt	Ja	Nein	Ja	Ja
0–1	Ja	Nein	Ja	Ja
2	Ja	Nein	Ja	Nein[4]
3 oder mehr	Nein[5]	Nein	Nein[6]	Nein

[1] Tiefe und/oder verschmutzte (mit Erde, Staub, Speichel, Stuhl kontaminierte) Wunden, Verletzungen mit Gewebszertrümmerung und reduzierter Sauerstoffversorgung oder Eindringen von Fremdkörpern (z. B. Quetsch-, Riss-, Biss-, Stich-, Schusswunden), schweren Verbrennungen oder Erfrierungen
[2] Kinder unter 6 Jahren DT, ältere Personen Td (d. h. Tetanus-Diphterie-Impfstoff mit gegenüber dem DT-Impfstoff verringertem Diphterietoxoid-Gehalt)
[3] TIG = Tetanus-Immunglobulin, im Allgemeinen werden 250 IE verabreicht, die Dosis kann auf 500 IE erhöht werden; TIG wird simultan mit Td/DT-Impfstoff angewendet
[4] Ja, wenn die Verletzung länger als 24 Stunden zurückliegt
[5] Ja (eine Dosis), wenn seit der letzten Impfung mehr als 10 Jahre zurückliegen

[6] Ja (eine Dosis), wenn seit der letzten Impfung mehr als 5 Jahre vergangen sind
(Quelle: Robert-Koch-Institut, Stand: Januar 2000)

3.1.9.2 Tollwutprophylaxe

Eine manifeste Tollwutinfektion führt in jedem Fall zum Tod, weshalb bei einem Verdacht auf Übertragung der **Rhabdoviren** durch einen **Tierbiss** sofort eine Immunisierung durch **Simultanimpfung** stattfinden muss.

Therapie

Zum einen wird eine **Aktiv-Impfung** mit 1,0 ml HDC-Vakzine intramuskulär am Tag der Verletzung und an den Tagen 3, 7, 14, 30 und 90 nach einem Tierbiss vorgenommen. Diese „human diploid cell"-Vakzine enthält inaktivierte Viren, die auf menschlichen Fibroblastenkulturen gezüchtet wurden. Zum anderen erfolgt eine **passive Immunisierung** mit einem humanen Rabies-Immunglobulin in der Dosierung von 20 IE/kg Körpergewicht. Die Hälfte davon wird um die Wunde infiltriert, die andere Hälfte wird in ein Lymphabflussgebiet injiziert, jedoch an anderer Stelle als der Aktivimpfstoff. Zusätzlich muss ein großzügiges Débridement an der Wunde durchgeführt werden, damit möglichst viele Erreger entfernt werden.

Übersicht 2: Postexpositionelle Tollwut-Immunprophylaxe

Grad der Exposition	Art der Exposition		Immunprophylaxe*
	Durch ein tollwutverdächtiges oder tollwütiges Wild- oder Haustier	Durch einen Tollwut-Impfstoffköder	
I	Berühren/Füttern von Tieren, Belecken der intakten Haut	Berühren von Impfködern bei intakter Haut	Keine Impfung
II	Knabbern an der unbedeckten Haut, oberflächliche, nicht blutende Kratzer durch ein Tier, Belecken der nicht intakten Haut	Kontakt mit der Impfflüssigkeit eines beschädigten Impfköders mit nicht intakter Haut	Impfung

(Fortsetzung Übersicht 2: Postexpositionelle Tollwut-Immunprophylaxe)

Grad der Exposition	Art der Exposition		Immunprophylaxe*
	Durch ein tollwutverdächtiges oder tollwütiges Wild- oder Haustier	Durch einen Tollwut-Impfstoffköder	
III	Jegliche Bissverletzung oder Kratzwunden, Kontamination von Schleimhäuten mit Speichel, Berühren/Füttern von Tieren	Kontamination von Schleimhäuten und frischen Hautverletzungen mit der Impfflüssigkeit eines beschädigten Impfstoffköders	Impfung und einmalig simultan mit der ersten Impfung passive Immunisierung mit Tollwutimmunglobulin (20 IE/kg Körpergewicht)

* Die einzelnen Impfungen und die Gabe von Tollwut-Immunglobulin sind sorgfältig zu dokumentieren.
(Quelle: Robert-Koch-Institut, Stand: Januar 2000)

Noch einige Anmerkungen zur postexpositionellen Tollwut-Immunprophylaxe:

- Möglicherweise kontaminierte Körperstellen und alle Wunden sind unverzüglich und großzügig mit Seife oder Detergentien zu reinigen, mit Wasser gründlich zu spülen und mit 70%igem Alkohol oder einem Jodpräparat zu behandeln. Dies gilt auch bei einer Kontamination mit Impfflüssigkeit eines Impfköders.
- Bei gegebener Indikation ist die Immunprophylaxe unverzüglich durchzuführen. Es sollte keinesfalls bis zur Klärung des Infektionsverdachts beim Tier gewartet werden. Wird der Tollwutverdacht beim Tier durch die tierärztliche Untersuchung entkräftet, kann die Immunprophylaxe abgebrochen oder als präexpositionelle Impfung weitergeführt werden.

3.1.9.3 Antibiotikaprophylaxe

Da der Einsatz von Antibiotika Risiken beinhaltet, ist eine generelle Therapie zur Verhinderung einer Wundinfektion nur in den folgenden Fällen vertretbar:

- bei gebrechlichen und polytraumatisierten Patienten,
- bei Verletzungen von Patienten mit Diabetes mellitus oder Immunsuppression,
- bei sehr alten, nicht ärztlich versorgten Wunden,
- bei offenen Frakturen,

- bei stark verschmutzten Wunden (vor allem, wenn der Unfall in einer Klinik, in der Landwirtschaft oder in Metzgereien stattgefunden hat),
- bei tiefen Stichwunden, vor allem an den Füßen,
- bei Schusswunden,
- bei hochgradigen, ausgedehnten Verbrennungen.

Bei **verschmutzten** Wunden ist in jedem Fall ein **sorgfältiges Wunddébridement** angezeigt. Danach ist normalerweise keine Infektionsprophylaxe notwendig. Der Einsatz von Antibiotika **direkt** in der Wunde kann sogar den Heilungsverlauf durch **Schädigung der neu gebildeten Zellen** stören. Die Wunde ist dadurch weniger reißfest, und die Epithelisation ist gestört. Zudem hemmen Antibiotika auch die Chemotaxis, die Antikörperproduktion und die Phagozytose, so dass leicht eine Superinfektion vor allem durch Pilze entstehen kann.

Empfehlungen

> Bei Abszessen oder verkrusteten, nekrotischen Wunden, bei denen eine systemische Applikation nicht die notwendige Wirkstoffkonzentration am Entzündungsort erreicht, ist eine lokale (topische) Applikation sinnvoll. Manche Antibiotika werden durch Bestandteile des Eiters komplex gebunden und verlieren so ihre Wirksamkeit durch die systemische Verabreichung. Dies ist besonders bei den Aminoglykosiden der Fall. Bei stark eiternden Wunden kann ein ausreichender Wirkstoffspiegel deshalb nur durch eine topische Applikation erreicht werden – vorausgesetzt, die Wunde wurde gründlich von nekrotischem Gewebe befreit, da dieses sonst das Eindringen des Antibiotikums in das Wundgebiet verhindert.

Als Lokalantibiotika sollten nur nicht bzw. gering resorbierbare Substanzen eingesetzt werden. Diese verhindern einerseits systemische Nebenwirkungen wie allergische Reaktionen, Kreuzresistenzen, toxische Effekte und eine Schädigung der Darmflora. Andererseits kommt es bei Lokalantibiotika durch die geringe Konzentration in tieferen Gewebeschichten häufiger zu **Sensibilisierungsreaktionen**. Die Keime in diesen Regionen werden nicht abgetötet und können so resistent gegenüber diesem Antibiotikum werden. Deshalb sollte keine Substanz verwendet werden, die eventuell als Reservesubstanz bei schweren Infektionen benötigt wird.

Merke

> Grundsätzlich ist eine Antibiotikatherapie nur bei hartnäckigen Infektionen mit Fieber, Pulsanstieg, Erhöhung der Blutsenkungsgeschwindigkeit und Veränderungen des weißen Blutbilds angezeigt. Der entsprechende Erreger kann durch Anlegen einer Blutkultur herausgefunden und so gezielt bekämpft werden. Ein Breitbandantibiotikum ist nur dann einzusetzen, wenn eine schnelle Therapie notwendig ist.

3.1.10 Anästhesie

Je nach Art und Größe der Verletzung ist eine Allgemeinanästhesie durch Narkose oder eine lokale Anästhesie notwendig, um eine Wunde zu behandeln. Bei **kleinen** Eingriffen genügt eine **lokale** Anästhesie. Für **größere** operative Eingriffe ist die **absolute Muskelruhe** und **Bewusstlosigkeit** des Patienten notwendig, so dass eine **Allgemeinanästhesie** eingeleitet werden muss. Dies ist nur in einer Klinik möglich.
Für die **Lokalanästhesie** gibt es verschiedene Substanzen, die sich in ihrer **toxischen Grenzdosis**, ihrer **Latenzzeit** und ihrer **Wirkdauer** unterscheiden.

> Lokalanästhetika dürfen niemals intravasal injiziert werden, da es zu lebensbedrohlichen Auswirkungen auf die Kreislauf- und Atemfunktion kommen kann.

Warnung

Allen Anästhetika gemeinsam ist, dass sie nach Einbringen in die Umgebung sensibler Nerven die **Schmerzleitung** zum **zentralen Nervensystem blockieren.** Es sollten möglichst Lösungen mit einer Dosierung von 0,5–2% eingesetzt werden.
Lokalanästhetika werden schnell resorbiert. Um die betäubende Wirkung zu verlängern, können zusätzlich **vasokonstriktorische** Stoffe wie **Adrenalin** oder **Noradrenalin** eingesetzt werden, jedoch **nicht** in Gebieten von **Endarterien** (z. B. an den Fingern, Zehen, Nasenspitze oder Penis), da dort die Gefäßverengung zur Nekrotisierung des Gewebes führen kann. Grundsätzlich sind Vasokonstriktoren wegen ihrer negativen Auswirkung auf die Wundheilung überlegt einzusetzen.
Man unterscheidet je nach der Art der Applikation zwischen Oberflächen-, Infiltrations- und Leitungsanästhesie. Zu letzterer gehören auch die Epidural- und Spinalanästhesie.

Oberflächenanästhesie

Da Lokalanästhetika zum Aufsprühen nur **Schleimhäute** durchdringen, nicht aber intakte Haut ausreichend betäuben, werden sie für die Wundversorgung normalerweise nicht eingesetzt. Eine Ausnahme ist die Oberflächenanästhesie bei Kindern zum Blutabnehmen oder Legen eines Venenzugangs. Das Oberflächenanästhetikum wird auf die Haut aufgebracht und mit einer Folie abgedeckt. Die Einwirkungsdauer beträgt bei Kindern mindestens eine Stunde.
Die „Vereisung“, bei der leicht flüchtige Substanzen wie Chloräthyl aufgesprüht werden, sollte grundsätzlich nicht mehr angewendet werden, da die schmerzstillende Wirkung nicht ausreichend ist und der Vorgang des „Auftauens“ oft starke Schmerzen verursacht.

Infiltrationsanästhesie

Die Infiltrationsanästhesie ist besonders geeignet zur Naht von **kleinen Hautwunden**, aber nicht bei ausgedehnten, tiefen oder zahlreichen Wunden.
Das Lokalanästhetikum wird nach sorgfältiger Desinfektion und Abdeckung des Operationsfeldes **fächerförmig unter** oder **um** das Operationsgebiet **herum gespritzt**. Um einer Keimverschleppung vorzubeugen, darf **keinesfalls in** die Wunde injiziert werden. Schon nach sehr kurzer Zeit beginnt das Anästhetikum zu wirken, und die Schmerzen werden erträglicher. Nach etwa 5–10 Minuten setzt die vollständige Schmerzausschaltung ein.

Leitungsanästhesie

Hierbei wird die gesamte sensible und motorische Impulsübertragung des Nervenstranges, der das Wundgebiet versorgt, durch perkutane Injektion des Leitungsanästhetikums in direkter Nähe unterbrochen. Das Operationsfeld selbst wird nicht infiltriert, was vor allem bei Eingriffen an Fingern oder Zehen vorteilhaft ist, da dort bei einer Infiltrationsanästhesie Nerven und Sehnen geschädigt werden können.
Bei Wunden im Unterarmbereich oder ausgedehnten Handverletzungen wird der **Plexus brachialis**, der den gesamten Arm innerviert, in Höhe der Achselhöhle mit einem Lokalanästhetikum umspritzt.
An den unteren Extremitäten ist eine Blockade der Hauptnervenstränge N. ischiadicus, N. femoralis und N. cutaneus femoris lateralis (**sog. 3-in-1-Block**) durch Infiltration im Hüftbereich anatomisch schwierig, da die Beinnerven sehr tief verlaufen und weit verzweigt sind. Die Schmerzausschaltung am Fuß ist durch die Infiltration der **peripheren Nerven im Knöchelbereich** wesentlich einfacher. Abhängig von der zu anästhesierenden Region ist entweder der **N. tibialis**, der **N. suralis**, der **N. peronaeus superficialis**, der **N. peronaeus profundus** oder der **N. saphenus** zu blockieren.
Bei schweren Beinverletzungen kann auch eine Peridural- oder Spinalanästhesie durchgeführt werden. Bei der Periduralanästhesie wird das Lokalanästhetikum zwischen beide Blätter der **Dura mater** injiziert. Von dort kann es sich nach oben und unten ausbreiten und die Wurzeln der austretenden Nerven blockieren. Ist eine komplette Anästhesie beider Beine notwendig, wird die Injektion zwischen dem **2. und 3. Lendenwirbelkörper** gesetzt. Dabei muss der Oberkörper höher gelagert werden, um Komplikationen wie Atmungs- oder Kreislaufstillstand zu vermeiden.
Bei der Spinalanästhesie wird das Lokalanästhetikum direkt in den Liquorraum injiziert, indem beide Durablätter und die Arachnoidea durchstochen werden. Im Spinalkanal breitet es sich der Schwerkraft folgend rasch aus und lähmt alle Spinalnerven, mit denen es in Berührung kommt.

> Es muss daher durch das Hochlagern von Kopf und Oberkörper sichergestellt sein, dass lebenswichtige Zentren wie der N. sympathicus oder der Zwerchfellnerv nicht blockiert werden.

Gefahren und Komplikationen

Auf Grund der schwierigen Technik und des hohen Risikos für den Patienten sollten diese Formen der Anästhesie nur von spezialisierten Ärzten durchgeführt werden.

Intravenöse Regionalanästhesie

Diese Form der Anästhesie kann bei kleineren Eingriffen an den Extremitäten angewendet werden. Hierzu wird die betroffene Extremität durch Anlegen einer Staubinde blutleer gemacht und anschließend ein Anästhetikum in eine periphere Vene injiziert, von wo aus es sich im Gewebe verteilen kann.

> Um Gewebeschäden durch die Mangelversorgung zu verhindern, muss eine Blutsperre nach spätestens 90 Minuten aufgehoben werden.

Merke

3.2 Wundversorgung

Grundsätzlich wird, sofern die Wundverhältnisse entsprechend sind, eine **Primärheilung** angestrebt, da hierbei die Wundränder lückenlos aneinander gefügt werden und mit einer sehr geringen Gewebeneubildung schnell und kaum sichtbar verheilen. Das größte Risiko besteht aber darin, dass der **Kontaminationsgrad** der Wunde **unterschätzt** wird. Ein primärer Wundverschluss darf deshalb nur dann durchgeführt werden, wenn

Voraussetzungen für einen primären Wundverschluss

- die Wunde sauber ist (also keine Fremdkörper, Nekrosen und Keime enthält),
- die Wundränder glatt sind,
- das Wundgebiet gut durchblutet ist.

Bestehen Zweifel hinsichtlich dieser Punkte, sollte die Wunde offen bleiben und nur gesäubert, evtl. ausgeschnitten und steril abgedeckt werden. Die Vernarbung bei der **Sekundärheilung** dauert zwar oftmals lang, ist aber bei der Gefahr einer Infektion vorzuziehen. Sie sollte vor allem dann angestrebt werden, wenn

Gründe für eine Sekundärheilung

- die Wunde stark infiziert oder verschmutzt ist und nicht gründlich gereinigt werden kann,
- die Wundränder stark zerklüftet sind,
- große Gewebedefekte vorliegen, die nicht gedeckt werden können,

- umfangreiche Nekrosen oder Ulzerationen vorhanden sind (z. B. bei trophischen Störungen),
- die Verletzung älter als 6 Stunden ist (im Gesicht gilt die 6-Stunden-Regelung nicht),
- eine Infektion bei einer primär verschlossenen Wunde entsteht,
- durch die Lokalisation der Wunde eine Primärheilung nicht möglich ist,
- ein sicherer chirurgischer Wundverschluss aufgrund der technischen Voraussetzungen nicht möglich ist.

In manchen Fällen kann eine **verzögerte Primärheilung** herbeigeführt werden. Die Wunde darf erst dann geschlossen werden, wenn keine Kontamination mehr besteht.
Ein chirurgischer Eingriff ist bei oberflächigen Hautverletzungen (z. B. Schürfwunden, Verbrennungen 2. Grades oder Spalthautentnahmestellen), bei denen nur die Epidermis geschädigt ist, nicht notwendig. Sie heilen ohne Narbenbildung durch Regeneration.

3.2.1 Wundreinigung

Das oberste Ziel der Wundversorgung ist die Schaffung **optimaler Bedingungen** für die Wundheilung. Das wichtigste ist somit die Beseitigung der Störfaktoren wie Fremdkörper, Keime, Gewebetrümmer und Nekrosen. Hierfür gibt es, je nach Kontamination, Alter, Ausdehnung und Tiefe der Wunde, folgende Möglichkeiten:

Möglichkeiten der Wundreinigung

- mechanische Reinigung,
- Desinfektion mit Antiseptika,
- chirurgische Wundrevision,
- enzymatische Wundreinigung,
- Konditionierung der Wunde mit Spezialverbandstoffen.

3.2.1.1 Vorbereitung der Wundumgebung

Die Umgebung der Wunde wird zunächst mit Wasser und einer seifenfreien Waschlotion gereinigt. Befindet sich die Wunde in einer stark behaarten Region, sollte der Bereich bis zu einem Abstand von etwa 3 cm vom Wundrand **rasiert** werden. Die intakte Haut um die Wunde herum kann mit einem chirurgischen **Händedesinfektionsmittel** behandelt werden, um eine **Keimverschleppung** von der Körperoberfläche zu verhindern. Dies muss auf jeden Fall geschehen, wenn eine **Punktion, Injektion** oder **Inzision** durchgeführt werden soll.
Zur Desinfektion der Haut eignen sich **alkoholische Lösungen, organische Quecksilberverbindungen, Jodophore, Perverbindungen, oberflächenaktive Substanzen** und **verschiedene Farbstoffe**. Diese Stoffe adsorbieren auf der Keimoberfläche, zerstören die Zellwand und erhöhen so die Permeabilität der Zellmembran. In den Keimen inaktivieren sie die Enzymsysteme, wodurch deren Stoffwechselsynthese gehemmt wird und die Keime absterben.

3.2.1.2 Mechanische Reinigung der Wunde

Die groben Schmutzpartikel, die in die Wunde eingedrungen sind, können mit **Mulltupfern** entfernt werden. In Schürfwunden befinden sich häufig kleine Splitter oder Straßenstaub. Sie können, ggf. nach Schmerzausschaltung, mit einer **sterilen Bürste** mit **abgerundeten Borsten** gereinigt werden, um zu verhindern, dass Partikel in der Wunde verbleiben. Mit einer Splitterpinzette können größere Schmutzreste sicher entfernt werden.

3.2.1.3 Wundspülung

Auch Wunden, die sauber erscheinen, werden mit steriler physiologischer **Kochsalz- oder Ringerlösung** vorsichtig gespült, um das Wundsekret, das Keime, Schmutzpartikel und Gewebetrümmer enthält, zu entfernen und einen Überblick über die Wundverhältnisse zu bekommen.

Hinweis

> Bei starken Verschmutzungen, die mit großen Mengen gespült werden müssen, ist Ringerlösung vorzuziehen, da sie Elektrolytverschiebungen im Wundgebiet verhindert.

Zu Beginn wird die Wunde **ohne Druck** gespült (☞ Abb. 36). Gröbere Verunreinigungen oder fest sitzende Partikel können mit Hilfe einer **Injektionsspritze** herausgespült werden (☞ Abb. 37).

Vorsicht

> Eine mit hohem Druck durchgeführte Spülung reinigt zwar gründlich, presst aber gleichzeitig Keime von der Oberfläche in die Tiefe, weshalb dieses Verfahren bei stark infizierten Wunden nicht angewendet werden darf.

3.2.1.4 Fremdkörperextraktion

Befinden sich nach der Spülung noch Fremdkörper in der Wunde, können diese mit einer **Pinzette** entfernt werden. Nicht sichtbare Partikel werden bei der chirurgischen Wundrevision mitentfernt.
Zum Entfernen von Fremdkörpern wird ggf. eine Blutsperre angelegt und eine Infiltrationsanästhesie durchgeführt. Tief sitzende röntgendichte Fremdkörper wie Metallsplitter können unter **Bildverstärkerkontrolle** gefunden und extrahiert werden. Um Holzsplitter oder andere nicht röntgendichte Fremdkörper zu lokalisieren, wird die Eintrittstelle vorsichtig erweitert. Bei länglichen Splittern wird eine **Querinzision** durchgeführt, durch die der Splitter mit einer Klemme nach vorsichtigem Vor- und Zurückschieben entfernt werden kann.
Fremdkörper, die unter einen Fingernagel eingedrungen sind, können oftmals nicht von vorne entfernt werden. In diesem Fall muss der Fingernagel **keilförmig** eingeschnitten werden.

3.2.2 Wunddesinfektion

Merke

> Da Desinfektionsmittel nicht nur die Mikroorganismen, sondern auch körpereigene Zellen angreifen, sollten Antiseptika nur sehr sparsam und nach strengster Indikation eingesetzt werden.

Anforderungen an Wunddesinfektionsmittel

Folgende Anforderungen sollte ein Wunddesinfektionsmittel erfüllen:

- Die Wundheilung darf nicht durch Zerstörung der neu gebildeten Gewebe beeinträchtigt werden.
- Es sollte nur gering systemisch resorbiert werden und im Körper nicht toxisch wirken.
- Die Wirkung sollte schnell einsetzen, lang anhalten (Remanenzwirkung) und auch durch inaktivierende Substanzen wie Blut, Eiter oder Serum nur gering abfallen.
- Das Wirkungsspektrum gegen Viren, Pilze und Bakterien und deren Sporen sollte möglichst breit sein.

3.2.2.1 Die gebräuchlichsten Wirkstoffe

Antiseptika auf **alkoholischer Basis** sind zwar für die Anwendung bei frischen Wunden zugelassen, haben aber den Nachteil, dass sie stark **brennen**. Sie wirken schnell und ausgeprägt, jedoch aufgrund der Flüchtigkeit der Substanzen nur kurzzeitig. Aus diesem Grund werden noch andere antiseptische Substanzen wie **Phenolderivate, organische Quecksilberverbindungen** oder **Halogene** (insbesondere Iod-Komplexe) hinzugefügt. Besser für die Wunddesinfektion sind Präparate auf **wässriger Basis**, die unter anderem auch Benzalkoniumchlorid und Chlorhexidin enthalten.
Wasserstoffperoxid (1–3 %) wird häufig zur Reinigung schwer zugänglicher Wunden verwendet, die antiseptische Wirkung tritt aber sehr langsam ein und hält nicht lange an.
Farbstoffe auf Triphenylmethan-Basis sollten nicht eingesetzt werden, da sie die Wundgranulation erheblich hemmen. Der Farbstoff Eosin wirkt sich hingegen nicht negativ auf die Heilung aus.

Gefahren und Komplikationen

> Präparate mit Schwermetallen, insbesondere quecksilberhaltige, sind aus toxischer und ökologischer Sicht bedenklich. Vor allem bei der Behandlung chronischer oder großflächiger Wunden sollten sie nicht verwendet werden.
> Beim Einsatz von Jodophoren findet eine Jodresorption statt, die sich negativ auf den Hormonhaushalt der Schilddrüse auswirken kann. Sie sollten daher nicht bei Schwangeren, Neugeborenen und Patienten mit Schilddrüsenerkrankungen angewendet werden.

3.2.2.2 Infektionsprophylaxe mit Wundantiseptika

Eine antiseptische Wundbehandlung ist oft durch eine gründliche Wundreinigung und -ausschneidung vermeidbar. Eine Infektionsprophylaxe mit Antiseptika ist aber bei stark **verunreinigten** Wunden (z. B. Schusswunden, tiefe Stich- oder Bisswunden) oder bei **ausgedehnten Nekrosen** (z. B. bei Verbrennungen) angezeigt, ebenso bei der Gefahr einer **Neukontamination** aus der Tiefe und präoperativ bei chronischen Wunden.
Die therapeutische Wundantiseptik wird eingesetzt bei **chronisch infizierten** Wunden, bei denen kein Débridement durchgeführt werden kann, bei **Verbrennungen** und **großflächigen infizierten traumatischen** Wunden sowie zur Nachbehandlung **chirurgisch revidierter infizierter** Wunden.

Merke

> Antiseptika sind lokalen Antibiotika vorzuziehen, da sie die Wundheilung weniger hemmen, die Allergisierungsrate deutlich geringer ist und sich keine Resistenz entwickelt.

Auswahlkriterien

Das Stadium der Wundheilung ist hierbei ebenso wichtig wie die lokale und systemische Verträglichkeit, die Effektivität und das Erregerspektrum. Frische Wunden sind anfälliger für Erreger, weshalb das Antiseptikum eine schnelle mikrobizide Wirkung haben sollte. Ist bereits vaskuliertes Granulationsgewebe vorhanden, sollten Antiseptika mit mikrostatischer Wirkung eingesetzt werden.
Bei kontaminierten **Bagatellverletzungen** genügt in der Regel eine **einmalige** Anwendung. **Infizierte Wunden** müssen **mehrfach** mit einem dem Erregerspektrum angepassten Antiseptikum behandelt werden.

3.2.3 Chirurgische Wundrevision

Definition und Ziel

> Bei der **Wundausschneidung** werden das zerstörte, nekrotische, gequetschte oder minderdurchblutete Gewebe und mögliche Fremdkörper mit einem **Skalpell** entfernt. Diese Maßnahme sichert die Gewebedurchblutung, die eine wesentliche Voraussetzung für die Wundheilung ist.

3.2.3.1 Wunddébridement

Hierbei handelt es sich um eine **keilförmige Wundausschneidung** (nach Friedrich), die sich aber nur bei einfachen Hautwunden durchführen lässt. Bei größeren Wunden, die in die Tiefe reichen, muss eine **schichtweise** Wundrevision vorgenommen werden. Um eine ausreichende Gewebeperfusion zu gewährleisten, werden die Wundränder 2–3 mm im gesunden, gut vaskularisierten Gewebe ausgeschnitten. Wichtigste Voraussetzung für ein erfolgreiches Débride-

ment ist das atraumatische Arbeiten mit **nicht quetschenden Instrumenten.**
Die Cutis sollte möglichst sparsam exzidiert werden, das subkutane Fettgewebe kann dagegen großzügig entfernt werden. Beschädigte, verunreinigte und/oder freiliegende Faszien werden ebenfalls ausgeschnitten. Eine Faszienspaltung kann ggf. erforderlich sein, um ein Kompressionssyndrom (Kompartementsyndrom) in einer Muskelloge zu verhindern. Geschädigtes Muskelgewebe muss schrittweise entfernt werden, bis die Schnittflächen hellrot sind und bluten.
Durchtrennte Nerven, Sehnen und größere Gefäße sollten möglichst sofort wiederhergestellt werden, da die Ergebnisse bei einer Primärnaht in der Regel besser sind als bei einer zweizeitigen Wiederherstellungsplastik. Intakte Nerven, Sehnen und Gefäße müssen von totem Gewebe befreit und mit gut durchblutetem Muskelgewebe soweit wie möglich bedeckt werden.

Merke

> Um die Keimvermehrung so gering wie möglich zu halten, sollte die chirurgische Wundrevision sofort oder spätestens in den ersten 6–8 Stunden nach der Verletzung durchgeführt werden. Dabei sollten auch eventuelle Taschenbildungen sondiert und weit eröffnet werden. Die benötigten Erweiterungsschnitte sind parallel zu den Hautspaltlinien zu setzen. Außerdem muss die Schnittführung so erfolgen, dass die Wundränder anschließend spannungsfrei adaptiert werden können und die Wunde primär verschlossen werden kann.

Im Gesicht und an den Händen sollte möglichst keine bzw. eine sehr sparsame Wundrevision erfolgen. Im Gesicht können auch kleine gestielte Gewebeanteile aufgrund der guten Durchblutung erhalten werden und Wunden primär verschlossen werden, die an anderen Körperstellen der Sekundärheilung zugeführt würden.

3.2.3.2 Wundspülung während der Operation

Um ein Austrocknen des angefrischten Gewebes während der Operation zu verhindern, muss das Wundgebiet mehrmals mit auf Körpertemperatur angewärmter **Ringerlösung** gespült werden. Eine postoperative Spülung beugt gleichzeitig einer erneuten Keimansiedlung vor.

3.2.4 Blutstillung

Ein ungestörter Heilungsverlauf ist nur durch eine sorgfältige Blutstillung gewährleistet. Wird in pneumatischer Blutleere operiert, sind nur geringe Blutungen zu erwarten. **Starke Blutungen** können meist nur durch eine **Umstechung** oder **Ligatur** gestillt werden, bei **schwächeren Blutungen** genügt in der Regel das Anlegen einer **weichen Klemme. Kapillarblutungen** können mit einer **Kompression** für wenige Minuten zum Stehen gebracht werden. Kleine Gefäße können durch Verkochen mit dem **Elektrokauter** verschlossen werden, allerdings nicht im Bereich der Wundränder, da dort sonst die Gefahr von Verbrennungsnekrosen besteht.

3.2.5 Drainage

Indikationen für das Legen einer Drainage

Um einer Hämatom- oder Seromentwicklung bei tiefen Wunden mit Taschen- oder Hohlraumbildungen vorzubeugen, sollte eine **Redon-Saugdrainage** in die **Subcutis** bzw. in die **Muskulatur** eingelegt werden (☞ Abb. 38). Damit wird das Sekret abgesaugt. Außerdem werden die Wundränder durch den ständigen Sog fest aneinander gepresst, so dass keine Hohlräume entstehen. Der Drain wird durch eine gesonderte Inzision nach außen gelegt. In der Regel wird die Drainage nach 48 Stunden entfernt, um einer aufsteigenden Infektion vorzubeugen.

3.2.6 Enzymatische Wundreinigung

Nekrotische und schmierige Beläge auf dem Wundgrund hemmen die Wundheilung und können in den folgenden Fällen enzymatisch beseitigt werden:

Voraussetzungen

- schlecht heilende, nekrotische, infizierte und entzündete Wunden,
- Weichteilschäden, die nicht primär operativ versorgt werden können (z. B. Ulzerationen und Nekrosen bei Dekubitus oder Ulcus cruris, Verbrennungen, schwere Erfrierungen, diabetische Gangrän),
- Hauttransplantationen.

Die verschiedenen zur Verfügung stehenden Enzymsysteme spalten körpereigene Substanzen hydrolytisch und verflüssigen somit Eiter und Blutkoagel. Sie wirken nur im Wundbereich und schädigen gesundes Gewebe nicht.
Kollagenasen zerlegen die Kollagenfasern in hochmolekulare Peptide. Dadurch kann nekrotisches Gewebe, das durch Kollagenstränge an der Wundoberfläche festgehalten wird, leicht abgelöst werden.
Fibrinolysin (= Plasmin) baut das Fibrinnetz ab, das bei der Blutgerinnung gebildet wurde.
Proteasen (z. B. Plasmin, Papain oder Trypsin) hydrolysieren denaturierte Proteine in Blutkoageln und verkrusteten Exsudaten.
Streptokinase löst die Umwandlung von Plasminogen in Plasmin aus und wirkt so indirekt fibrinspaltend.
Desoxyribonukleasen (z. B. Streptodornase) verflüssigen zähes Exsudat durch Auflösung der Kernsubstanzen abgestorbener Zellen.
Durch die **Kombination** verschiedener Enzyme mit unterschiedlichen Angriffspunkten wird die beste Wirkung erzielt. Es dürfen aber gleichzeitig **keine** Oxidantien wie Wasserstoffperoxid oder Kaliumpermanganat eingesetzt werden, da diese die Enzyme zerstören.

Eine enzymatische Wundbehandlung kann nur auf einem **feuchten Wundgrund** anschlagen. Deshalb muss der Wundgrund durch physiologische Kochsalz- oder Ringerlösung angefeuchtet und die Wunde mit einem hydroaktiven Verband feucht gehalten werden.

3.2.7 Moderne Wundreinigung

Definition

> Durch spezielle Wundauflagen können Wundbereiche, die nicht chirurgisch ausgeschnitten werden können, physikalisch gereinigt werden. Man spricht von **Wundkonditionierung**, wenn das Verbandmaterial, das in die Wunde eingebracht wurde, zusätzlich noch einen granulationsfördernden Reiz auf das Gewebe ausübt und so den Wundgrund für die weitere Wundheilung vorbereitet.

Für die moderne Wundreinigung eignen sich vor allem **hydroaktive Wundverbände** wie aufgeschäumte Polyurethan-Gele und Polyurethan-Weichschaumkompressen.

Spezielle Materialien

Verbandmull (Binden, Kompressen)

In den Gazezwischenräumen setzen sich Bakterien, Gewebetrümmer und überschüssiges Wundsekret fest und werden so beim Verbandwechsel entfernt. Da mit diesem Material auch sehr tiefe Ausläufer tamponiert werden können, ist dieses Verfahren besonders für Fisteln zu empfehlen.

Polyurethan-Weichschaumkompressen

Polyurethan-Weichschaumkompressen haben offene Poren, weshalb sie gut auf der Wundfläche haften. Ihre Struktur ermöglicht eine hohe Aufnahme von Exsudat, Verunreinigungen und großen Gewebetrümmern. Das Wundsekret koaguliert innerhalb des Schaumstoffs, Blutgefäße und Teile des Fibrinnetzes wachsen in die Kompresse ein, so dass beim Verbandwechsel die Wundränder automatisch „angefrischt" werden und damit die Granulation und Vaskularisation angeregt wird. Auf diese Weise entsteht auf dem Wundgrund ein sauberes und gut durchblutetes Granulationsgewebe.

Polyurethan-Weichschaumkompressen können gut zugeschnitten werden, um sich der Wundform optimal anzupassen. Die Abdeckung erfolgt durch einen hydroaktiven Wundverband oder eine Saugkompresse (☞ Abb. 39).

Feuchte Spezialverbände

Feuchte Spezialverbände haben nicht nur eine reinigende Wirkung, sie sorgen auch für ein feuchtes Wundmilieu und schützen die Wunde vor äußeren Einflüssen. Sie werden direkt in die Wunde eingebracht, saugen das Exsudat auf und quellen auf.

Die verschiedenen Produkte wie **Hydrokolloide, Hydrogele, Alginate** und **Polyurethan-Gele** unterscheiden sich durch die **Quellfähigkeit**, das **Saugvermögen**, die **Stabilität** und **Adhäsivität**.

Polyurethan-Gele eignen sich besonders für tiefe, stark sezernierende Wunden, da sie hochsaugfähige Partikel besitzen und sich der Wunde perfekt anpassen.

Wundreinigung mit Maden

Bedeutung und Anwendungsgebiete

Ein Großteil der Patienten mit chronischen Wunden, wie diabetischen und vasculären Ulcera, sind ältere Menschen und nicht selten multimorbide. Die Möglichkeit klassischer chirurgischer Verfahren ist daher deutlich eingeschränkt. Eine Herausforderung für Ärzte und Pflegende ist die große Zahl von Patienten mit chronischen Wunden. Rasch wirksame aber zugleich auch schonende Behandlungsverfahren sind gefragt. So hat man sich wieder an eine auf den ersten Blick exotisch anmutende Methode der Wundheilung erinnert – der Verwendung von Schmeißfliegenmaden (Lucilia sericata).
Die Entdeckung der Maden zur Therapie von Wundheilungsstörungen geht weit zurück. Bereits im 16. Jahrhundert wurde von Ambroise Paré der günstige Einfluss von Maden auf die Wundheilung beschrieben. Daran erinnerte sich während der amerikanischen Sezessionskriege auch der amerikanische Militärarzt Zacharias. Er wendete Maden zur Therapie von Kriegsverletzungen an. Auch die Mayas in Südamerika nutzten Fliegenlarven zur Wundbehandlung, ebenso wird im indischen Sanskrit diese biochirurgische Therapieform erwähnt. Verständlicherweise wird diese Methode bei vielen Naturvölkern wie den australischen Aborigines angewandt.
1928 begann der eigentliche Durchbruch für die moderne Madenbehandlung. Der amerikanische Chirurg William S. Baer führte Versuche zum Einfluss der Maden auf Wundstarrkrampf und Gasbrand durch und entwickelte eine Methode zur Produktion steriler Maden. Bis 1940 fand die Madenbehandlung in unterschiedlichen Modifikationen große internationale Verbreitung. Allerdings geriet die Madenbehandlung zu Beginn der Antibiotikaära in Vergessenheit. Erst mit dem Aufkommen antibiotikaresistenter Bakterienstämme erlebte die Madentherapie in den 80er Jahren eine Renaissance in den USA. **Biochirurgie**, so der neue Name für die Madentherapie, wurde 1996 in Deutschland wieder eingeführt.

Eigenschaften

Drei Eigenschaften machen das Larvensekret für die Therapie chronischer Wunden interessant. Die Schmeißfliegenmaden sondern ein Sekret ab, das **abgestorbenes** Gewebe verflüssigt, ohne gesundes Gewebe anzugreifen (Nekrolyse). Es **beseitigt bakterielle Entzündungen** und regt die Wundheilung an. Das abgesonderte Verdauungssekret enthält die eiweißspaltenden Enzyme Allantoin, Ammoniak und Kalziumkarbonat. Die Stimulation der Wundheilung beruht auf Wachstumsfaktoren.
Das Sekret der Lucilia sericata stimuliert simultan drei getrennt ablaufende Vorgänge der Wundheilung: **Bildung von Granulationsgewebe, Epithelisation** und **Wundkontraktion.**
Besonders interessant ist die antimikrobielle Wirkung des abgesonderten Sekrets. Beobachtungen zeigten, dass unter der Therapie mit

den Maden **antibiotische Multiresistenzen verschwanden**. So wandelten sich die multiresistenten Staphylokokken wieder in für Antibiotika empfindliche Bakterien um. Resistenzen gegen das Madensekret sind nicht bekannt. Das stark vermehrte Wundsekret sorgt dafür, dass die Oberfläche der Wunde kräftig gespült wird. Dadurch werden die Bakterien von der Wunde gespült.

Merke

> Es zeigte sich, dass die besten Ergebnisse bei diabetischen Wunden und akuten Infektionen erzielt werden. Unbedingt notwendig ist allerdings die Beseitigung der auslösenden Ursache bei den chronischen Wunden (Durchblutungsstörungen, venöse Stauungen, Herzinsuffizienz, Diabetes mellitus, Druck).

Verständlicherweise erwecken Maden kein totes Gewebe zum Leben, lebendes Gewebe wird nicht attackiert. „Gefressen" wird ausschließlich nekrotisches Gewebe, während das gesunde Gewebe geschont wird.

Das Versorgen der Wunden mit Maden

Therapie

> Die frisch gezüchteten und sterilen Maden werden mit einigen Millilitern Kochsalzlösung aus dem Liefergefäß auf ein engmaschiges Nylonnetz gespült und auf die Wunde aufgebracht. Zuvor sollte um die Wunde mit einem selbstklebenden oder doppelseitigen Klebeband eine Barriere errichtet werden. Auf die erste Mullkompresse kommt ein engmaschiges Nylonnetz, darauf eine zweite Lage Verbandmull. Dieser nimmt das Wundsekret auf und sorgt für die nötige Sauerstoffzufuhr für die Maden. Verschlossen wird die Wunde mit einem semipermeablen Hydrokolloid- oder anderen Hydroaktiv-Verband.

Zu viele Maden können nicht aufgebracht werden, da der bestehende Lebensraum und das Nahrungsangebot in der Wunde nur eine bestimmte Anzahl von Maden überleben lässt und sich die Population somit selbst limitiert.
Die Maden bleiben drei bis vier Tage auf der Wunde. Beim Verbandwechsel werden Kompressen, Netz und Gel erneuert. Die Maden werden mit einer Pinzette abgesammelt, mit Kompressen aus der Wunde gewischt oder ausgespült. Entsorgt werden sollten die Maden im Behälter für infektiöse Materialien. Häufig reichen bereits vier Anwendungen, um Wundinfektionen zu beseitigen.

Gefahren und Komplikationen

> Das größte Problem ist die Hygiene. Entstehen aus den eingesetzten Maden nach der Verpuppung Fliegen, können diese schnell Infektionen verbreiten.

Der Platz der Biochirurgie als wiedereingeführte Wundbehandlung ist dort zu sehen, wo andere Methoden bereits versagt haben. Dennoch ist die Wundbehandlung mit Fliegenmaden kein Allheilmittel, sondern ist nur als Teil einer Wundbehandlung zu sehen.

Merke

> Die Biochirurgie ist keine alleinige Behandlungsmaßnahme, sondern eine der Therapiemöglichkeiten im Rahmen des Gesamtkonzepts der Behandlung von Problemwunden. Besonders wichtig für die qualifizierte Wundbehandlung ist das chirurgische Débridement, da es die Behandlungsdauer wesentlich abkürzen kann.

Die Schmeißfliege/Blaue Fleischfliege

Die Calliphora vicina ist eine vorwiegend schwarze Fliege mit bläulichen Längsstreifen auf der Brust und einem dunkelblau glänzenden Hinterleib. Die Schmeißfliege wird 10 bis 14 mm lang und hat dichte Borsten auf dem Rücken. Die Weibchen legen ihre Eier (bis zu 2000 Stück) in einzelnen Haufen an eiweißreichen Substanzen (gewöhnlich auf tote Tiere, aber auch auf andere faulende Stoffe und Kot) ab. Der Geruch von Fleisch kann sie über mehrere Kilometer anlocken.
Die Larven schlüpfen nach weniger als einem Tag aus den Eiern und bohren sich sogleich in die Nahrung ein. Sie entwickeln sich sehr schnell, sind nach einer Woche ausgewachsen und verlassen die Nahrung. Haben sie keine Gelegenheit, sich zur Verpuppung in die Erde einzubohren, kriechen sie oft weit umher, um eine passende Stelle zu finden. Im Haus können die Maden von toten Vögeln, Ratten und Mäusen stammen. Eine einzige Ratte kann 4000 Maden ernähren. Die Maden scheuen das Licht und verbergen sich in Spalten, hinter Verschalungen und unter Teppichen. Nach 8–10 Tagen schlüpfen die Fliegen aus den „Tönnchen“ und suchen nun das Licht.

Vorkommen und Bedeutung

Die Schmeißfliegen kommen sehr häufig an und in Gebäuden vor, wo attraktive Nahrungssubstrate wie Abfälle (insbesondere Fleisch, Blut, Milchreste) die Insekten anlocken. Sie sind häufige ungebetene Gäste in solchen Gebäuden, die nur unzureichend vor dem Zuflug von Fliegen gesichert sind. Schmeißfliegen sind genau wie andere Fliegen potenzielle Träger von krankmachenden Keimen und können somit Krankheiten übertragen.

Warnung

> Die Stoffwechselprodukte der Schmeißfliegenlarven sind für den menschlichen Organismus ungesund, und befallenes Fleisch ist nicht mehr für den Verzehr geeignet.

Sie übertragen bei Kontakt mit den Lebensmitteln Mikroorganismen, die Eiweiß, Kohlehydrate und Fette zersetzen. Von Gerichtsmedizinern wird der Madenbefall an Leichen auch für eine genaue Todeszeit- und -ort-Bestimmung herangezogen.

3.2.8 Wundverschluss

Durch einen Wundverschluss wird der Wundspalt durch eine exakte, reißfeste und spannungsarme Adaptation der Wundränder verkleinert. Das Ergebnis ist eine Narbe mit einer hohen Belastungsfähigkeit.
Es gibt vier Verfahren mit unterschiedlichen Materialien:

Verfahren

- Nähen,
- Klammern,
- Kleben mit Wundnahtstreifen,
- Kleben mit Gewebeklebern (☞ Abb. 40).

3.2.8.1 Zeitpunkt des Wundverschlusses

Normalerweise kann eine Wunde nach chirurgischer Revision und Blutstillung geschlossen werden. Folgende Voraussetzungen für diese Primärnaht müssen jedoch erfüllt sein:

- Das Alter der Wunde beträgt nicht mehr als 12 Stunden.
- Sauberer Wundgrund.
- Es besteht keine Infektion.
- Die Wundränder sind gut durchblutet.
- Die Wunde kann ohne Spannung verschlossen werden.
- Die Wunde ist nicht durch einen Biss oder einen infektionsgefährdeten Arbeitsunfall (Tierarzt, Metzger, Chirurg, Bakteriologe, Pathologe) entstanden.

Merke

> Sofern nur der geringste Verdacht einer Infektion besteht, ist der verzögerte Wundverschluss durchzuführen. Dabei wird die Wunde offen gelassen und mit einem sterilen Verband, der das feuchte Milieu fördert, abgedeckt.

Nach wenigen Tagen sind normalerweise, d. h. wenn der Sekretabfluss und die Gewebedurchblutung gewährleistet sind, die körpereigenen Abwehrkräfte soweit mobilisiert, dass die Entzündung und die Schwellung zurückgegangen sind. Am dritten oder vierten Tag nach der Erstversorgung ist in der Regel der beste Zeitpunkt für den **verzögerten Primärverschluss**, da Vaskularisation und Granulation dann optimal fortgeschritten sind. Sofern Reste von Hämatomen oder Nekrosen vorhanden sind, werden diese nun entfernt und die Wunde gründlich gespült. Die Wunde kann jetzt, sofern keine Anzeichen einer Infektion vorliegen, verschlossen werden.
Wunden, die älter als 12 Stunden und nur leicht kontaminiert sind, können ebenfalls nach diesem Verfahren behandelt werden.
Stark klaffende Wunden, die eitern und entzündete Ödeme aufweisen, können mit einer **Sekundärnaht** versorgt werden. Dazu bleibt die Wunde etwa **eine Woche** offen, in der **Nekrosen** entfernt und **Eiteransammlungen** durch eine entsprechende **Drainage** entleert

werden. Sobald die eitrige Sekretion zum Stillstand kommt, können die Wundränder angefrischt und die Wunde verschlossen werden.

Merke

> Der Abstand zwischen Primärversorgung und Sekundärnaht sollte möglichst nicht mehr als acht Tage betragen, da nach dieser Zeit die Gefahr steigt, dass durch den Wundverschluss an der Wundoberfläche vorhandene Keime in die Tiefe der Wunde gelangen. Bestehen Zweifel, sollte stets eine Sekundärheilung angestrebt werden.

3.2.8.2 Materialanforderung

Auswahlkriterien

Für jede Wunde muss individuell entschieden werden, welches Material und Verfahren angebracht ist. Kriterien zur Auswahl sind Lokalisation, Tiefe und biomechanische Eigenschaften der Wunde, Wechselwirkungen zwischen Gewebe und Wundverschlussmaterial, aber auch die Handhabung beim Verbandwechsel und Kostenfaktoren.
Die folgenden Faktoren werden von keinem Material gleichzeitig erfüllt, sondern müssen nach ihren Vor- und Nachteilen ausgewählt werden:

Anforderungen

Das Material
- ist steril oder sterilisierbar,
- ist möglichst gering traumatisierend,
- quetscht nicht die Wundränder,
- stört nicht die Heilung,
- hat keine Nebenwirkungen,
- begünstigt nicht die Entstehung von Infektionen,
- garantiert sicheren Sitz und gute Adaptation,
- ist sehr breit anwendbar,
- ist leicht und schnell zu handhaben,
- ist gut sichtbar.

3.2.8.3 Wundverschluss durch Naht

Die häufigste Methode zum Verschluss vor allem von chirurgisch gesetzten oder revidierten Wunden ist das Nähen. **Art** und **Stärke** des **Materials** und die **Nahttechnik** sind entscheidend für das Ergebnis der Naht.

Nahtmaterial

Als Material stehen **resorbierbare** (z. B. Polyglycolsäure) und **nicht resorbierbare** (z. B. Zwirn, Polyamid, Polyester) Fäden zur Verfügung. Die resorbierbaren Fäden werden im Gewebe enzymatisch oder hydrolytisch abgebaut und lösen starke **Fremdkörperreaktionen** aus, die bis zur vollständigen Auflösung bestehen bleiben. Die nicht resorbierbaren Fäden werden besser vertragen und müssen, wenn die Wunde abgeheilt ist, wieder entfernt werden.

Der Aufbau des **Nahtmaterials** ist entweder **einfädig** (monofil) oder **mehrfädig** (multi- oder polyfil). Multifiles Material hat eine starke **Dochtwirkung**, weshalb es bei kontaminierten Wunden das **Infektionsrisiko erhöht**.
Für die Hautnaht sind nichtresorbierbare monofile Kunststofffäden aus Polyamid, Polyester oder Polyolefin mit einer Stärke von 2/0 bis 6/0 zu bevorzugen. Für Nähte an derberen Hautschichten (z. B. Fußsohle, behaarter Kopfbereich oder beschwielte Hohlhand) wird dickeres Material (2/0 – 3/0) mit einer kräftigen Nadel verwendet. Bei Verletzungen an den Extremitäten eignen sich Fäden mit einer Stärke von 4/0 oder 5/0, das dünne Material (5/0 – 6/0) kommt im Gesicht zum Einsatz.

Empfehlungen

> Multifile Metalldrähte, die sehr gut gewebeverträglich sind, sind für Verletzungen an den Händen zu empfehlen, da hier kleinste Stichkanalentzündungen schwere Infektionen der umliegenden Sehnen, Nerven und Gefäße auslösen können.

Die **resorbierbaren** Materialien werden bei Verletzungen im **tiefen** Gewebe (Muskulatur, Faszie, Subkutis) verwendet. Hierzu eignen sich besonders polyfile Polyglykolsäurefäden der Stärken 2/0 bis 4/0. Sie werden innerhalb von 100–120 Tagen, wenn also die Wunde völlig verheilt ist, vollständig absorbiert.

Nadel-Faden-Verbindung

Auch Form, Stärke und Schliff der Nadel beeinflussen das Narbenergebnis durch die Größe des Stichkanals.

Gefahren und Komplikationen

> Bei Öhrnadeln liegt der Faden quer zur Stichrichtung und reißt dadurch das Gewebe um den Stichkanal mit.

Atraumatische Nadel-Faden-Verbindungen gleiten stufenlos durch das Gewebe und hinterlassen so einen wesentlich feineren Stichkanal.

Nahttechniken

Anforderungen an Hautnähte

Hautnähte sollten eine **hohe Nahtspannung** und **Festigkeit** besitzen, um die starken mechanischen Zug- und Druckkräfte, die auf die Narbe einwirken, aushalten zu können. Um eine möglichst unauffällige Narbe zu erhalten, sollte die Art der Naht auf die Form und Lokalisation der Wunde abgestimmt sein.
Einzel- oder Knopfnähte sichern in spannungsreichen Regionen einen optimalen Wundverschluss, da sie bei zu hoher Nahtspannung nur an wenigen Stellen die Durchblutung der Wundränder drosseln und beim Nachgeben der Naht nicht komplett aufgehen. Mit der **vertikalen Rückstichnaht nach Donati** können die Wundränder am besten adaptiert werden. Sie kann als fortlaufende Naht gelegt

werden und drückt die Wundränder fest aneinander. Die **einfache überwendliche fortlaufende Naht** adaptiert nicht so gut und verzieht sich bei ungleichmäßigen Stichen zu Schlangenlinien, weshalb sie nur in Hautbereichen ohne große Zugbelastung angewendet werden sollte. Die **ausstülpende Matratzennaht** ist gleichmäßiger und dadurch besser adaptierend.
Die **Intrakutannaht** in Kombination mit einem feinen monofilen Faden ist vor allem bei Nähten im Gesichtsbereich empfehlenswert. Man sticht dabei mit einer gebogenen Nadel abwechselnd durch das Korium der Wundränder und zieht den Faden vorsichtig fest. Wird nichtresorbierbares Material verwendet, werden die Fadenenden auf der Hautoberfläche mit einem Wundnahtstreifen fixiert und nach dem Abheilen problemlos herausgezogen. Resorbierbare Fäden bekommen an jedem Fadenende einen Knoten.

Knotentechnik

Das Nahtmaterial, das in die Wunde appliziert wurde, wird mit mindestens zwei Knoten befestigt, um ein Lockern der Naht zu verhindern. Dabei fixiert der Grundknoten den Faden und sichert so die Adaptation der Wundränder. Der Endknoten muss immer fest geknüpft werden, da er den ersten Knoten in einer bestimmten Lage hält und die so erzeugte Spannung garantiert.
Die vier Grundknoten, die bei der Hautnaht angewendet werden (Weiberknoten, Schifferknoten, chirurgischer Knoten und überworfener Knoten), können miteinander kombiniert werden.

Richtlinien für eine Wundnaht

Anforderungen an die Nahttechnik

Die Nahttechnik sollte so gering wie möglich traumatisierend sein, d. h. die Wundränder dürfen nicht mit einer Pinzette gequetscht werden und der Wundverschluss soll möglichst spannungsfrei in einer Ebene erfolgen. Nur so kann ein kosmetisch gutes Ergebnis erzielt werden. Bei **tiefen** Wunden werden die durchtrennten Gewebe **schichtweise** verschlossen. Faszienlücken dürfen aber **nicht** bei Bestehen einer posttraumatischen Schwellung geschlossen werden, da in diesem Fall die Gefahr eines **Faszienlogensyndroms** (Kompartementsyndrom) besteht. Hohlräume in Fettgewebe und Muskulatur müssen durch Adaption verkleinert werden, da sie die Entwicklung von Hämatomen und Seromen begünstigen. Außerdem muss eine Drainage und ggf. ein Druckverband gelegt werden.

Entfernen des Nahtmaterials

Zeitpunkt und potenzielle Komplikationen

Das Nahtmaterial wird entfernt, wenn die Wunde durch die Wundheilungsprozesse fest verschlossen ist. Bleibt der Faden zu lange in der Haut, kann es zu Fremdkörperreaktionen wie **Entzündungen mit Bindegewebereaktion, überschießender Narbenbildung** und **Abszessen** kommen.
Die Heilungsdauer einer Wundnaht ist abhängig vom Alter und Allgemeinzustand des Patienten und der Lokalisation der Wunde.

Normalerweise sind die Wundränder aber nach 8–10 Tagen soweit verheilt, dass die Fäden gezogen werden können.

Empfehlung

> Werden die Fäden schon am dritten Tag nach der Operation gezogen und durch Wundnahtstreifen ersetzt, ist das kosmetische Ergebnis weit besser. Dieses Verfahren hat zudem den Vorteil, dass weniger entzündliche Reaktionen auf das Nahtmaterial entstehen.

Vorgehensweise

Zum Ziehen des Fadens wird zuerst der Wundbereich desinfiziert. Mit einer Pinzette wird die Fadenschlinge angehoben und direkt an der Haut durchtrennt, so dass kein unsteriles Fadenstück durch den Stichkanal gezogen werden muss.

Merke

> Der Faden wird immer in Richtung der Wunde herausgezogen, um ein erneutes Aufreißen der Wunde zu vermeiden.

3.2.8.4 Wundverschluss mit Klammern

Indikationen und Handling

Diese Methode ist einfach zu handhaben, zeitsparend und kann für eine Vielzahl von Indikationen eingesetzt werden. Werden beim Verschließen langer Hautinzisionen Hautklammergeräte, sog. Stapler, eingesetzt, kann die Operationszeit um das vier- bis fünffache verkürzt werden.

Die Form der Klammer und die Präzision der Verformung sind wesentliche Faktoren für das Narbenresultat.

Die U-Klammer, die vor der Verformung wie ein U geformt ist, ist am meisten verbreitet. Nach der Verformung bildet sie ein Rechteck und sitzt sehr sicher. Sie hat jedoch beim Eindringen in das Gewebe einen **stark traumatisierenden Effekt**, hinterlässt einen ausgeprägten **Stichkanal** und **zerreißt das Gewebe**, was die Heilungsergebnisse negativ beeinflussen kann.

Die D-Klammer hat abgerundete Schenkel, die wie eine chirurgische Nadel geformt sind. Sie hinterlässt zwar beim Eindringen nur geringe Verletzungen im Gewebe, hat aber **keinen festen Sitz**, so dass sich die Wundränder durch das „Schaukeln“ **verschieben**.

Die B-Klammern hinterlassen aufgrund ihrer abgerundeten Schenkel nur sehr kleine Stichkanäle. Die Spitzen sind angeschliffen und leicht nach oben gebogen, wodurch sie fest im Gewebe verankert sind und die Wundränder optimal adaptieren.

Zum Klammern werden die Wundränder mit einer Evertierungspinzette oder zwei Pinzetten etwas angehoben und adaptiert. Der Stapler wird sehr nahe an den Pinzettenbranchen auf die Wundränder aufgelegt. Die Klammern werden durch Zusammendrücken des Handgriffs verformt und aus dem Magazin freigesetzt. Da die Klammern nicht starr sind, passen sie sich bei Wundrandödemen der Schwellung an und verursachen so keine Durchblutungsstörungen durch Abschnüren.

Alle Wunden mit glatten, verschieblichen Wundrändern können mit Hautklammern verschlossen werden.

Merke

> Nur in Bereichen der Kopfschwarte, über der Tibiakante und in Gelenknähe dürfen Klammern nicht gesetzt werden, da ein Mindestabstand von 2–5 mm zwischen Klammern und tiefer liegenden Strukturen wie Knochen, Sehnen und Gefäßen eingehalten werden muss. Auch an Körperteilen, auf denen der Patient liegt, dürfen sie nicht verwendet werden.

Stahl ist ein reaktionsträges Material, das mit dem Gewebe nicht reagiert und so keine Abstoßungsreaktionen hervorruft, außer eventuell bei Patienten mit Nickelallergie.

Empfehlung

> Werden die Klammern bereits drei Tage nach der Operation wieder entfernt, können durch das Setzen hervorgerufene Entzündungsreaktionen mit punktförmigen Narbenbildungen vermieden werden. Außerdem ist das Entfernen der Klammern zu einem frühen Zeitpunkt weniger schmerzhaft.

Vorgehensweise

Mit einer Spezialzange werden die Klammern in der Mitte gefasst und aufgebogen. Anschließend werden die Wundränder mit Wundnahtstreifen versorgt, die eine ausreichende Entlastung vor Zug- und Scherkräften bieten.
Es stehen auch spezielle Klammergeräte zum Verschließen interner Strukturen wie Hohlorgane, besonders für Anastomosierungen, zur Verfügung. Diese, in tiefen Geweben versenkten Klammern, bestehen aus resorbierbaren Polymeren und werden nicht entfernt.

3.2.8.5 Wundverschluss mit Klammerpflastern

Selbstklebende Klammerpflaster ermöglichen eine schmerzfreie Applikation und Entfernung, einen absolut atraumatischen Wundverschluss und erfordern keine Lokalanästhesie. Sie eignen sich daher besonders für Kinder und sensible Patienten.
Das Klammerpflaster verteilt die auftretenden Zugkräfte gleichmäßig auf die gesamte Kontaktfläche des Streifens, was vor allem bei der leicht reißenden Altershaut einen großen Vorteil bietet. Es kommt weder zu lokalen Gewebestrangulationen, die die Blutzufuhr beeinträchtigen, noch zu Hautirritationen.

Hinweis

> Wundnahtstreifen eignen sich vor allem für die Versorgung am Unfallort oder in der Ambulanz, da sie gebrauchsfertig sind und der Wundverschluss ohne spezielle Instrumente durchgeführt werden kann. Auch größere Wunden, die nicht unter Spannung stehen, können mit Wundnahtstreifen adaptiert werden, wenn eine Subkutannaht gelegt wurde.

Zum Entfernen werden die freien Enden zur Wunde hin abgezogen, damit die frische Narbe nicht belastet wird.

Anforderungen

Folgende Anforderungen sollten Wundnahtstreifen erfüllen:

- sichere und dauerhafte Klebefähigkeit,
- Anpassung an die Wundrandschwellung,
- Durchlässigkeit für Sekret und Luft,
- hautfreundliches Material,
- Sterilität,
- einfache Handhabung.

3.2.8.6 Wundverschluss mit Gewebeklebern

Wunden können auch geklebt werden. Besonders bei Kindern mit Hautwunden kommt diese Methode gerne zur Anwendung. Zwei Arten von Gewebeklebern stehen zur Verfügung. Topische Hautkleber auf Cyanoacrylat-Basis und Fibrinkleber, der vor allem für die Verklebung parenchymatöser Organe verwendet wird.

Kleber auf Cyanoacrylat-Basis

Der topische Hautkleber ist ein steriler, flüssiger, äußerlich anzuwendender Hautkleber. Der Kleber ist ein wenig visköser als Wasser und polymerisiert innerhalb von wenigen Minuten aus. Er ist ausschließlich zur **äußeren Anwendung** gedacht, um adaptierte Wundränder chirurgischer Inzisionen zusammenzuhalten. Ebenso kann der Kleber auch nach Punktionen nach minimal invasiven Eingriffen angewendet werden. Nicht anwenden sollte man den Kleber bei Wunden mit sichtbaren Zeichen einer Infektion, Wundbrand oder auf Wunden, die auf einen Dekubitus zurückzuführen sind. Ebenso sollte der Klebstoff nicht angewendet werden auf Schleimhäuten, auf Übergängen von Haut in Schleimhaut (z. B. Mund, Lippen), auf Haut, die ständig mit Körperflüssigkeiten in Berührung kommt, oder auf der Kopfhaut.
Vor Anwendung des Klebers muss die Wundumgebung sorgfältig gereinigt und getrocknet werden. Die Wundränder werden zusammengedrückt und der Hautkleber in mehreren Schichten aufgetragen. Normalerweise löst sich der Kleber innerhalb von fünf bis zehn Tagen ab. Während dieser Zeit darf die behandelte Wunde nur kurzfristig mit Wasser in Verbindung kommen.
Die Wärmeentwicklung bei der Aushärtung kann für manche Patienten unangenehm sein.

Fibrinkleber

Fibrinkleber enthält neben den beiden Komponenten Fibrinogen und Thrombin, das das Fibrinogen in Fibrin umwandelt und ein festes, verzweigtes Netz bildet, auch Kalzium und den Gerinnungsfaktor XIII.
Da die Fibrinklebung blutstillend wirkt, wird sie vor allem für die Adaption von flächigen Wunden in parenchymatösen Organen (Leber, Milz, Niere) verwendet, da diese Organe durch ihre schwammige Struktur nur bedingt genäht werden können. In Hautwunden

sind die Zugkräfte zu hoch, die Verklebung muss durch eine Naht oder Wundnahtstreifen ergänzt werden.

3.2.8.7 Defektdeckung mit Transplantaten

Eine Hauttransplantation ist indiziert bei großflächigen Wunden, die nicht durch Adaptation der Wundränder geschlossen werden können, insbesondere

Indikationen

- bei Wunden im Gesicht und an den Händen, um ein kosmetisch besseres Ergebnis zu erzielen,
- bei frischen ausgedehnten Weichteildefekten, um freigelegte Gefäße, Nerven oder Sehnen zu schützen,
- bei Wunden, die über Gelenken liegen und bei denen zu erwarten ist, dass durch die Narbenbildung dermatogene Kontrakturen entstehen, die zu funktionellen Störungen führen,
- um granulierende, sekundär heilende Wundflächen zu decken,
- nach Exzision ausgedehnter Nekrosen (z. B. bei Verbrennungen dritten Grades),
- nach Revision überalterter superinfizierter Defektwunden,
- zur Sanierung chronischer Hautdefekte (z. B. Dekubitus),
- zur Rekonstruktion nach chirurgischen Eingriffen (z. B. Tumorexzision) oder nach Traumen (z. B. Nasenplastik).

Bei **autogenen Hautverpflanzungen**, wenn also die Haut vom selben Organismus stammt, kommt es **nicht** zu immunologischen **Abstoßungsreaktionen**. Nur wenn eine Autotransplantation nicht möglich ist (z. B. bei ausgedehnten Verbrennungen) können die Defekte vorübergehend mit **allogener Haut** (von einem anderen Menschen, möglichst von einem nahen Verwandten), eventuell auch mit **xenogener Haut** (vom Tier, z. B. Schwein) oder synthetischen Hautersatzmaterialien (Folien, Schaumstoffe) gedeckt werden.

Ein Hauttransplantat kann nur einheilen, wenn

Voraussetzungen für die Einheilung

- der Wundgrund sauber, plan und gut drainiert ist,
- das Empfängerlager bei sekundär heilenden Wunden gut vaskularisiert, nicht ausgetrocknet und nur gering sezernierend ist.

Wenn die Migration der Epithelzellen vom Wundrand her eingesetzt hat, kann die Transplantation vorgenommen werden.

Man unterscheidet zwei verschiedene Verfahren der Transplantation: die sog. **freie Hauttransplantation** und die **Übertragung eines gestielten Lappens**, der nicht nur Epidermis und Korium umfasst, sondern ggf. auch Subkutis und Muskulatur.

Gestielte Transplantation

Hierbei wird die Defektwunde mit einem **intakten Hautareal** aus der Umgebung abgedeckt. Die Arterien, Venen und Lymphgefäße werden nicht durchtrennt, so dass die Ver- und Entsorgung des Haut-

lappens gesichert ist. Das subkutane Fettgewebe, das ebenfalls mitverpflanzt wird, dient dabei als Polster und Gleitschicht. Auch große Hautlappen, bei denen die Subkutis und die Muskulatur mitverpflanzt werden, werden so nicht nekrotisch und können gut einheilen. Vor allem tiefe Wunden mit nur noch eingeschränkter Blutzufuhr werden mit gestielten Lappenplastiken gedeckt und bieten gleichzeitig einen Schutz für freiliegende Nerven, Sehnen und Knochen.
Dieses Verfahren ist aber nur in Körperregionen mit einer guten Gefäßversorgung möglich, also z. B. im **Gesicht**. An den unteren Extremitäten und im Rumpfbereich hingegen ist die Lappenverpflanzung schwieriger.
Es gibt, je nach Form und Umfang des Defekts, drei verschiedene Vorgehensweisen.

Lokale Hautverschiebungen durch Schnitterweiterung

Durch Korrekturschnitte wird Haut für einen spannungsfreien Verschluss gewonnen. Die häufigste Form ist die **Z-Plastik**, die neben der **Defektdeckung** auch den **Längsverlauf** der späteren Narbe korrigiert. Dies kann vor allem über **Gelenken** vorteilhaft sein. Der Wundspalt wird dazu mit zwei Einschnitten oben und unten zu einer Z-förmigen Inzision erweitert und die dadurch entstandenen dreieckigen Hautlappen gegeneinander ausgetauscht. Mit diesem Verfahren wird Länge gewonnen.
Mit der **V-Y-Plastik** wird ebenfalls Länge gewonnen, mit der **Y-V-Plastik** Breite.

Schwenk- und Rotationslappen

Ein sog. Rotationslappen, ein Hautzipfel aus einer benachbarten Körperregion mit aufrechterhaltener Gefäßversorgung, wird hierbei über den Defekt geschwenkt. So kann beispielsweise ein **sakraler Dekubitus** mit einem Rotationslappen aus dem Gesäßbereich gedeckt werden (☞ Abb. 41).

Fernlappen

Dieses Verfahren wird angewendet, wenn die benachbarten Hautareale nicht zur Defektdeckung ausreichen. In diesem Fall werden gestielte Hautlappen aus einer anderen Körperregion, am besten Bein, Arm, Bauch- oder Brustwand, verpflanzt. Der Gefäßstiel wird durchtrennt, sobald neu gebildete Gefäßverbindungen an den Lappenrändern die Vaskularisation garantieren. Um größere Distanzen, z. B. vom Bauch zum Gesicht, zu überbrücken, kann auch über **Zwischenstufen**, z. B. über den Arm, transplantiert werden. Man spricht dann von sog. **Wanderlappen**. Die Indikation sollte aber aufgrund der langen Ruhigstellung des Patienten sehr streng erfolgen.

Freie Transplantation

Bei frei transplantierten Hautarealen unterscheidet man **Vollhauttransplantate**, bei denen die Epidermis und das Korium verpflanzt werden, und **Spalthauttransplantate**, die nur die Oberhaut und verschiedene Anteile der Lederhaut beinhalten.

Vollhauttransplantate

Sie haben fast die gleichen Eigenschaften wie die normale Haut, heilen aber nur langsam ein.

Gefahren und Komplikationen

> Die Ernährung des Hautlappens muss, solange keine neu gebildeten Kapillaren vorhanden sind, über Diffusion gesichert sein, da der Hautlappen sonst schrumpft und nekrotisch wird. Deshalb ist ein gut vaskularisiertes, sauberes Transplantatbett die wichtigste Voraussetzung.

Die besten Heilungserfolge werden erzielt, wenn eine mikrochirurgische Anastomosierung der Gefäße des Vollhautlappens durchgeführt wurde.

Voraussetzungen

Grundsätzlich können aber nur dann gute funktionelle Ergebnisse erzielt werden, wenn die **physiologischen Eigenschaften** wie Hautdicke, Hauttextur, Pigmentierung und Behaarung von Spender- und Empfängerstelle ähnlich sind. Für die Deckung von **Gesichtswunden** eignen sich in erster Linie die **Retroaurikulär-**, die **Supraklavikulär-** und die **Oberlidregion** sowie der **Fußrücken**. Die **Leistenbeuge** und die **Innenseiten von Oberarm** und **Oberschenkel** können ebenfalls verwendet werden. Die Wundfläche an der Spenderstelle wird nach der Entnahme durch Naht oder Deckung mit Spalthaut verschlossen.

Vorgehensweise

Da das **Subkutanfett** die Vaskularisation stark behindert und Infektionen begünstigt, muss es sorgfältig vom Transplantat **entfernt** werden. Dann wird der Hautlappen sofort im Empfängerbett ausgebreitet, zirkulär eingenäht und mit multiplen kleinen Inzisionen versehen, die den Sekretabfluss ermöglichen. Anschließend wird das Transplantat mit Salbentüll und einer gut saugenden Gazeschicht abgedeckt. Um ein planes Aufliegen des Transplantats auf der Wundfläche zu gewährleisten, wird ein **Kompressionsverband** angelegt und ggf. mit elastischen Binden oder Klebevliesen fixiert. Die betroffene Körperregion wird ruhiggestellt und zur Vorbeugung eines Ödems **hochgelagert**. Nach fünf bis sieben Tagen wird der Verband gewechselt, und die Kompression kann gelockert werden. Wenn das Transplantat optimal einheilt, kann es nach etwa drei Wochen voll belastet werden.

Spalthauttransplantate

Indikationen

Dieses Verfahren eignet sich besonders für die Deckung **großer Flächen**, beispielsweise nach Verbrennungen. Die **Spenderstellen**,

möglichst ebene Hautareale wie **Oberschenkel, Bauch, Gesäß** oder **Rücken**, regenerieren sich nach einer Entnahme schnell.
Spalthaut ist nur 0,2–0,5 mm dick und heilt dadurch schneller ein als Vollhaut. Die Dicke der Spalthaut ist abhängig von der Ernährung durch das Transplantatbett. Je besser die Ernährung ist, desto dicker kann die Spalthaut sein. Mit der Dicke steigt auch die Belastungsfähigkeit des Transplantats.

Gewinnung von Spalthaut

Zur Gewinnung von Spalthaut wird die Entnahmestelle mit einem Lokalanästhetikum unterspritzt und die obersten Epithelschichten mit einem Skalpell oder besser einem Dermatom flächenhaft abgetragen (☞ Abb. 42). Das entnommene Transplantat wird zwischen zwei feuchten Mullkompressen bis zur Übertragung aufbewahrt. An der Entnahmestelle setzt eine spontane Epithelisation vom Wundrand her ein, so dass sie innerhalb von zwei bis drei Wochen abheilt. Zu Beginn wird die Wundfläche **steril** mit einer **Salbenkompresse** oder einer **sekretdurchlässigen Wundfolie** abgedeckt und unter **leichter Kompression** fixiert. Sobald die Sekretion aufhört, wird ein dünner hydroaktiver Wundverband angelegt.

Aufbringen des Transplantats

Die Spalthaut wird auf die zu deckende Wunde zugeschnitten, aufgelegt und mit einer atraumatischen Naht zirkulär eingenäht. In das Transplantat werden kleine Stichinzisionen gesetzt, um den Sekretabfluss zu sichern. Dann wird das Transplantat wie die Spenderstelle versorgt (☞ Abb. 43). Die Kompresse kann nach fünf bis sieben Tagen gelockert werden, ab dem 12. Tag wird der hydroaktive Wundverband angelegt. Nach etwa drei Wochen ist das Transplantat belastbar.

Vor- und Nachteile

Vorteile der Spalthaut sind die **problemlose Entnahme** und die **gute Verfügbarkeit**. Die **Nachteile** sind die **begrenzte Widerstands- und Einheilfähigkeit**, die beide auf das Fehlen des Koriums zurückzuführen sind. Auch das kosmetische Ergebnis ist teilweise unbefriedigend, da das Transplantat eine **unterschiedliche Farbe und Dicke** gegenüber der umgebenden Haut besitzt.

Typen

Man unterscheidet verschiedene Typen der freien Spalthauttransplantation, abhängig von **Dicke** und **Umfang** der Spalthaut:

- Bei der Methode nach Thiersch besteht das Transplantat nur aus der Epidermis und einem kleinen Teil des Stratum papillare des Koriums. Es ist nur etwa 0,3 mm dick und heilt dadurch schnell ein. Die Anwendungsbereiche sind hauptsächlich **ausgedehnte granulierte Wunden**.
- Zur Abdeckung **größerer Flächen** bietet sich das sog. **Meshgraft** (mesh = Netz, graft = Transplantat) an. Hierbei wird der Thiersch-Hautlappen über einer Messerwalze zu einem rautenförmigen Hautgitter auseinander gezogen und so bis auf die dreifache Größe der Entnahmestelle vergrößert. Durch die entstandenen Maschen ist außerdem ein guter Sekretabfluss möglich. Die Zwischenräume epithelisieren sekundär, das Transplantat heilt innerhalb einer Woche ein, weshalb der Verband auch erst dann gewechselt werden darf. Vorher besteht die Gefahr des Ablösens des

Transplantats mit dem Verbandmaterial. Da das Meshgraft ein gitterförmiges Muster hinterlässt, sollte dieses Verfahren nicht an gut sichtbaren Körperstellen angewendet werden.

- Bei der **Reverdin-Plastik** wird die Spenderhaut nach einer Lokalanästhesie mit einer Nadel angehoben und dann tangential zur Hautoberfläche mit einem Skalpell abgetragen. Die so entstandenen runden Hautläppchen umfassen die Epidermis und geringe Teile des Koriums und haben einen Durchmesser von 3–4 mm. Innerhalb von einer Woche heilen die Hautinseln ein. Die Reverdin-Plastik hinterlässt ein höckriges Muster und ist daher auch nicht für gut sichtbare Körperregionen geeignet (☞ Abb. 44).

Autotransplantation von kultivierten Hautzellen

Bei sehr ausgedehnten Verletzungen steht meist nicht genug Eigenhaut zur Verfügung. In diesem Fall können Epidermiszellen in vitro kultiviert und als Transplantat verwendet werden. Die Zellelemente werden hierbei durch die Sekretion von Wachstumsfaktoren durch Keratinozyten und Fibroblasten aktiviert. Die Wundoberflächen epithelisieren meist innerhalb weniger Tage und hinterlassen ein gutes funktionelles und kosmetisches Ergebnis.

3.2.9 Stimulation der Wundheilung

Die physiologischen Heilungsprozesse können **nicht** beschleunigt werden, es gibt jedoch einige Wundbehandlungsmittel, bei denen ein **wundheilungsfördernder** Effekt nachgewiesen ist.

Elektrolytlösungen stellen durch ihre Zusammensetzung aus verschiedenen Elektrolyten und Aminosäuren das notwendige **Wundmilieu** wieder her und bilden ein Nährmedium für die proliferierenden Zellen. Sie haben sich besonders bei Verbrennungen bewährt. Elektrolytlösungen

Nach äußerlicher Anwendung von Zinkoxid nimmt die Wundgranulation deutlich zu. Grund dafür ist vermutlich die Tatsache, dass Zinkionen die **Nukleinsäurebildung** aktivieren und den Kollagenstoffwechsel in den Fibroblasten stimulieren. Das wiederum fördert die Fibrinisation und schafft somit die Voraussetzung für die Migration der Zellen. Zink

3.2.10 Wundabdeckung

Die älteste und ursprünglichste Form der Wundabdeckung ist der Verband. Da die einzelnen Phasen der Wundheilung unterschiedliche Anforderungen an den Verband stellen, gibt es verschiedene Spezialverbände, die der Art und Lokalisation der Wunde, ihrer Heilungsphase und speziellen Beanspruchungen angepasst sind. So gibt es z. B. für die Versorgung stark sezernierender, sekundär Allgemeines heilender Wunden **hochsaugfähige Verbände**, die gleichzeitig das feuchte Wundmilieu aufrechterhalten. Eine saubere, primär verschlossene Operationswunde hingegen kann mit einem **Folienverband** abgedeckt werden.

Funktionen des Wundverbandes

Das Ziel der Wundversorgung ist die Schaffung der besten Bedingungen für eine schnelle, ungestörte Heilung. Die Schutzfunktion der Haut ist durch eine Verletzung nicht mehr gewährleistet, so dass der Verband diese Funktion bis zur endgültigen Heilung übernimmt.

Schutzfunktion

Ein Verband soll also schützen vor
- eindringenden Mikroorganismen, auch physiologischen Hautkeimen wie Staphylococcus epidermidis, die eine Wundinfektion auslösen können,
- mechanischen Einflüssen wie Druck, Reibung oder Stoß,
- extremen thermischen Einflüssen und Wärmeverlusten. Die Immunabwehr und die Zellteilung funktionieren bei 37°C am besten, bei Temperaturen unter 28°C werden die Enzymfunktionen beeinträchtigt, ab 40°C setzt die Eiweißgerinnung ein und neu gebildetes Gewebe wird nekrotisch. Durch Verdunstung von Wasser wird dem Gewebe Wärme entzogen und die Körpertemperatur reguliert,
- Austrocknung. Ein Verband erhält das feuchte Wundmilieu durch Regulation der Wasserdampfabgabe, was vor allem bei großflächigen, chronischen sekundär heilenden und oberflächigen Wunden sehr wichtig ist,
- Verschmutzung und chemischen Einflüssen,
- Manipulationen durch den Patienten, die das Risiko einer Wundinfektion oder einer Keimverschleppung aus der Wunde erhöhen.

Weiterhin soll der Verband:

Weitere Funktionen

- Sekret absorbieren, um zu verhindern, dass das Gewebe in der Wunde und in der Wundumgebung aufweicht oder Mykosen angehen, und um kleine Fremdkörper, Gewebetrümmer und Keime aus der Wunde zu entfernen.
- den Gasaustausch ermöglichen, da eine ungestörte Epithelisierung eine ausreichende Menge gelösten Sauerstoffs im Wundsekret benötigt.
- steril sein, um eine Einschleppung von Keimen in eine saubere Wunde zu verhindern.
- stabil sein, damit sich keine Fasern oder andere Partikel lösen und so zu einer Gewebeirritation führen oder eine unnötige Wundreinigung notwendig machen.
- chemisch neutral sein. Auch eine Reaktion mit Medikamenten wie topische Antibiotika oder Antiseptika darf nicht stattfinden.

- die Wundruhe erhalten, d. h. er darf nicht mit der Wunde verkleben, was ein Sekundärtrauma beim Verbandwechsel verursachen würde.
- eine Keimverschleppung verhindern, indem er das Wundsekret sicher bindet und nicht nach außen durchlässt. Dies ist vor allem zum Schutz vor Übertragung von HI-Viren von Bedeutung.
- nicht die Mobilität des Patienten behindern.
- sicher in der Anwendung sein, d. h. Anwendung und Verbandwechsel müssen einfach und zeitsparend sein. Die Verpackung muss anwendungsgerecht und deutlich gekennzeichnet sein.
- möglichst transparent oder semitransparent sein, um Veränderungen an der Wunde erkennen zu können, ohne den Verband öffnen zu müssen.

3.3 Wundbehandlungsmanagement

Trockene vs. feuchte Wundbehandlung

Ob eine **trockene** oder eine **feuchte** Wundbehandlung vorzuziehen ist, ist abhängig von der Art und Größe der Wunde und ihrem Heilungsstadium.

3.3.1 Trockene Wundversorgung

Die Hauptaufgabe der trockenen Versorgung (z. B. mit Mullkompressen oder Wundschnellverbänden) ist der **Schutz der Wunde** und die **Absorption austretenden Sekrets.**
Die Hauptanwendungsgebiete sind alle Wunden mit einer sehr **geringen Wundfläche** wie Wunden, die unter **Schorfbildung** abheilen können oder **primär** heilende Wunden mit **engem** Wundspalt, bei denen keine stärkere Sekretion zu erwarten ist (z. B. gut adaptierte Operationswunden).

3.3.2 Feuchte Wundbehandlung

Die physiologische Wundbehandlung im feuchten Milieu schützt die Wunde vor dem **Austrocknen** und schafft so die Grundvoraussetzung für das Zellwachstum. Das Wundsekret dient den sich vermehrt teilenden Zellen nicht nur als wässriges Medium, es **enthält** zudem **Aminosäuren, Zucker, Elektrolyte** und **Vitamine**, die für den Zellstoffwechsel dringend benötigt werden und ist **Transportmedium** für bioaktive Moleküle wie Enzyme, Hormone und Wachstumsfaktoren, die die Heilungsprozesse koordinieren. Außerdem bietet das Wundsekret optimale Bedingungen für die **Vernichtung** von **eingedrungenen Keimen, Fremdkörpern** und **nektrotischem Gewebe** durch die Zellen des Immunsystems.

Neben der Feuchtigkeit sind eine optimale Temperatur von 37°C, ein ausgewogener Gashaushalt und ein adäquater pH-Wert wichtig für ein physiologisches Wundklima.
Durch Auswählen des geeigneten Wundversorgungssystems werden die günstigsten Bedingungen für die Gewebeneubildung, die Epithelisation und die enzymatischen Abbauvorgänge geschaffen und somit eine ungestörte Heilung gefördert. Durch die **feuchte Wundbehandlung** wird verhindert, dass sich Schorf bildet, der zwar die Wunde vor äußeren Einflüssen schützt, aber gleichzeitig auch das Wundsekret bindet und durch seine Verbindung mit dem Wundgrund die Migration der neu gebildeten Zellen behindert. Die **Epithelisation** wird durch die feuchte Wundbehandlung **beschleunigt,** da sich die Epithelzellen in der dünnen Exsudatschicht ungehindert ausbreiten können.

Indikationen

Die feuchte Wundbehandlung eignet sich für die Versorgung folgender Wunden:

- Sekundär heilende Wunden sollten grundsätzlich feucht behandelt werden, da die wichtigsten Heilungsvorgänge (Defektauffüllung durch Gewebeneubildung und Granulation sowie Epithelisation) hauptsächlich an der Wundoberfläche stattfinden und ein feuchtes Milieu erfordern.
- Oberflächige Wunden heilen durch Regeneration der Epidermis. Sie sollten ebenfalls ausschließlich feucht behandelt werden, um eine ungehinderte Epithelisation zu gewährleisten.

Merke

> Als Verbandmaterial sind ausschließlich semiokklusive, d. h. für Sauerstoff, Wasserdampf und andere Gase durchlässige Materialien zu verwenden. Bei Okklusivverbänden, die völlig dicht abschließen, würde die Gefahr bestehen, dass auf der Wunde eine Flüssigkeitsblase entsteht und das Gewebe dadurch mazeriert. Auch das Infektionsrisiko ist deutlich höher.

3.3.3 Aufbau eines klassischen Wundverbandes

Drei Grundelemente

Der klassische Wundverband besteht aus drei Grundelementen mit unterschiedlichen Funktionen: Wundauflage, Polsterung und Verbandfixierung.
Die **Wundauflage** hat direkten Kontakt mit der Wunde. Ihre wichtigsten Aufgaben sind die **Absorption** und **Bindung überschüssigen Sekrets** und der **Schutz der Wunde.** Sie dürfen aber keinesfalls mit der Wunde verkleben. Die meisten Wundauflagen bestehen aus mehreren Materialien mit spezifischen Funktionen. Es stehen aber auch Spezialwundauflagen mit nur einer einzigen Substanz zur Verfügung (z. B. hydroaktive Wundverbände aus Polyurethan-Gel).
Die **Polsterung** soll die Wunde vor **mechanischen Einflüssen** schützen. Wundauflage und Polsterung bilden oft eine Einheit (z. B. Mullkompressen).

Für die **Verbandfixierung** stehen etliche indikationsspezifische Produkte zur Verfügung. Je nach Material und Verbandtechnik hat das Fixiermaterial oftmals noch weitere Aufgaben. Semipermeable, selbstklebende Folien schützen zusätzlich die Wunde und die Wundauflage vor Wasser, Keimen und Schmutz. Mit einer entsprechenden Verbandtechnik angelegte elastische Binden üben einen planen Druck auf den Wundgrund aus und stillen so vorhandene Blutungen oder verbessern den venösen Rückfluss bei einer venösen Stase.
Bei Fertigverbänden (sog. Inselverbände oder Island-Dressings), Pflaster-Strips und Wundschnellverbänden sind die drei Grundelemente gebrauchsfertig kombiniert.

3.3.4 Wundverklebung

Entstehung und Folgen

Bei der Versorgung einer sezernierenden Wunde mit einer einfachen Baumwollkompresse verklebt fast immer die Wundauflage mit der Wunde, da sich das Sekret im Wundspalt ebenso durch Koagulation und Austrocknen verfestigt wie das Sekret, das von der Auflage aufgesaugt wurde. Im weiteren Verlauf der Heilung, meist nach drei bis fünf Tagen, sprossen in den entstandenen Pfropf Blutgefäße ein, so dass dieser zu einem Teil der Wunde wird. Beim Verbandwechsel reißt nicht nur das angetrocknete Exsudat ab, sondern auch das neu gebildete Gewebe darunter. Dies verursacht neben Schmerzen und einer starken Blutung auch eine verzögerte Heilung.
Aus diesem Grund dürfen sezernierende Wunden nur mit speziellen Auflagen versorgt werden, bei denen die Wundkontaktfläche nicht mit dem Wundsekret verklebt. Folgende Möglichkeiten stehen dafür zur Verfügung:

Möglichkeiten

- Antiadhäsive Beschichtungen und Imprägnierungen aus Polymeren (z. B. Polyester, Polyacetat oder Polyamid) verleihen einerseits der Wundauflage eine sehr glatte Oberfläche, so dass sich das trocknende oder koagulierende Sekret kaum darin festsetzen kann. Andererseits bilden einige dieser wasserabweisenden Materialien einen dünnen Feuchtigkeitsfilm, der ein Verkleben verhindert.
  Es können auch Salbentülle verwendet werden, deren weitmaschige Gewebe mit Paraffinen imprägniert sind und auf der Oberfläche einen Feuchtigkeitsfilm bilden. Besser sind Tülle, die mit einer speziellen Salbengrundlage (Eucerine) beschichtet sind, da diese die Feuchtigkeit speichern. Das Gewebe sollte nicht zu weitmaschig sein, damit das Sekret gut abfließen kann, ausreichend Luft an die Wunde kommt und das Einwachsen von Granulationsgewebe reduziert wird.
- Bestimmte Materialien, wie hydroaktive Wundverbände auf Polyurethan-Gel-Basis, verkleben nur auf trockenen Flächen. Der dünne Feuchtigkeitsfilm, der auf der Oberfläche des Materials entsteht, verhindert das Verkleben mit der feuchten Wunde.

3.3.4.1 Wundauflagen und Wundverbände

Unterteilung der Wundauflagen

Wundauflagen können nach ihrer Wirkung in drei Gruppen eingeteilt werden:

- **Passive Wundauflagen** binden Sekret und greifen nicht in den Heilungsvorgang ein.
- **Interaktive Wundauflagen** schaffen für die verschiedenen Heilungsprozesse das jeweils günstigste Milieu.
- **Aktive Wundauflagen** setzen Substanzen frei, die die biochemischen und zellulären Reaktionen beeinflussen (z. B. Wachstumsfaktoren). Transplantate aus Eigenhaut, Fremdhaut oder kultivierten Epidermiszellen gehören auch zu dieser Gruppe.

Diese Einteilung ist allerdings sehr ungenau. Die folgende Gruppierung ist passender bezüglich der Materialzusammensetzung und der Wirkung auf die Wunde und den Heilungsverlauf.
Es gibt physikalische Wundauflagen, die die Grundlage für die trockene und feuchte Versorgung darstellen, sowie biologische Wundauflagen.

3.3.4.2 Wundauflagen für die trockene Wundversorgung

Funktion

Sie saugen das Wundsekret auf und trocknen dabei die Wundfläche oftmals aus. Zu ihnen gehören die klassischen Wundauflagen aus **natürlichen Fasern** (z. B. Baumwolle), **halbsynthetischen Fasern** (z. B. Zellwolle) und **synthetischen Fasern** (z. B. Polyamid, Polyester, Polypropylen) oder Kombinationen dieser Fasern.
Die verschiedenen Materialien unterscheiden sich stark in ihren Eigenschaften, vor allem der Saugfähigkeit. Die hydrophile Zellulosefaser kann sehr viel Wasser speichern, zum einen im Inneren, aber auch durch Adhäsion an der Oberfläche. Der Kapillareffekt verteilt das aufgenommene Sekret besonders gut. Die synthetischen Fasern hingegen haben eine sehr glatte Oberfläche, die nur sehr wenig Sekret aufsaugen und in Form eines dünnen Films binden kann.

Aufgaben

Sämtliche Verbandstoffe haben die Aufgabe, das überschüssige **Sekret**, das Fremdkörper, Keime und toxische Stoffwechselprodukte enthält, **aufzusaugen** und zu **binden** und die Wunde vor **äußeren Einflüssen** zu schützen. Außerdem regen sie die Sekretion in der Reinigungsphase an und unterstützen so die Wundheilung.
Wundauflagen aus Zellulose oder Baumwolle haben zwar eine starke Saugfähigkeit, verkleben aber leicht mit der Wunde, wenn das Wundsekret koaguliert. Sie sollten deshalb nur zusammen mit einer nicht haftenden Auflage (z. B. einer Salbenkompresse) angewendet werden.
Trockene Wundauflagen und Fertigverbände werden bei **Bagatellverletzungen, primär verschlossenen Operationswunden** und stark **sezernierenden Wunden** in der Reinigungsphase verwendet. Die am häufigsten eingesetzten Produkte sind:

- Mullkompressen aus verschiedenen Materialien,

- Saugkompressen (Kompressen mit einer antiadhäsiven Umhüllung),
- selbstklebende Fertigverbände mit verschiedenen Wundauflagen,
- atraumatische Wundgewirke aus Viskose,
- verschiedene Wundschnellverbände.

3.3.4.3 Wundauflagen für die feuchte Wundversorgung

Sie haben die Funktion, die idealen Bedingungen für die Wundheilung zu schaffen, besonders die Bildung von Schorf und Sekretkrusten zu verhindern. Zu diesen Verbandstoffen gehören **Folienverbände, Salbenkompressen, hydroaktive Wundauflagen, Hydrokolloide, Hydrogele, Alginate, Weichschaumkompressen** und **Spezialwundauflagen.** Funktion

Folienverbände

Man unterscheidet drei verschiedene Formen:

Unterteilung

- Selbstklebende, transparente Folienverbände bestehen aus einer sehr dünnen, hochelastischen, semipermeablen transparenten Folie aus Polyurethan, die mit einer selbstklebenden, hypoallergenen Masse beschichtet ist. Da sie **wasser- und keimdicht** sind, schützen sie die Wunde sicher vor äußeren Einflüssen. Ihre **Semipermeabilität** gewährleistet die **Diffusion von Sauerstoff und Wasserdampf,** wodurch das feuchte Wundmilieu erhalten bleibt und die Haut gleichzeitig vor Mazeration und Dehydrierung geschützt ist. Die **Transparenz** ermöglicht die Inspektion der Wunde ohne Verbandwechsel.
  Selbstklebende Folienverbände werden eingesetzt bei nicht sezernierenden primär heilenden Wunden und bei Wunden, die mit einer Salbenkompresse, einer hydroaktiven Wundauflage o.ä. versorgt sind. Sie können auch prophylaktisch zum Schutz vor mechanischen Hautbelastungen eingesetzt werden.
- Nicht haftende transparente Wundfolien mit einer sehr glatten Oberfläche. Sie können, neben Salbenverbänden, bei sehr stark sezernierenden Wunden verwendet werden.
- Biosynthetische, transparente Wundfolien bestehen aus biotechnisch gewonnener **Zellulose** und sind vollständig biologisch abbaubar. Sie haften auf feuchten Wundflächen und sind für alle gängigen Pharmaka **durchlässig.** Außerdem unterstützt sie die Migration der Epidermiszellen, indem sie diesen als **Matrix** dient. Biosynthetische Wundfolien werden zur Deckung flächiger Defekte speziell in der Granulations- und Epithelisationsphase sowie als temporärer Hautersatz bei Verbrennungen 2. und 3. Grades eingesetzt.

Salbenkompressen

Definition

> Salbenkompressen sind weitmaschige Gewebe aus Baumwolle oder synthetischen Fasern, die mit Salben auf Paraffinbasis mit hydrophoben Eigenschaften oder mit feuchtigkeitsspeichernden hydrophilen Lipiden imprägniert sind. Einige dieser Salben enthalten zusätzlich Stoffe mit einer wundheilungsfördernden Wirkung.

Die Imprägnierung hält die Wunde nicht nur **geschmeidig** und **feucht**, sie verhindert auch das Verkleben der Kompresse mit der Wunde. Die weiten Maschen sind durchlässig für überschüssiges Sekret.

Anwendungsgebiete

Die Anwendungsgebiete von Salbenkompressen sind stark sezernierende Wunden (als antiadhäsive Wundauflage in Verbindung mit einer Saugkompresse) und in der Epithelisationsphase zusammen mit einem selbstklebenden, transparenten Folienverband, um das feuchte Wundmilieu und die Geschmeidigkeit der Wundfläche zu erhalten.

Hydroaktive Wundauflagen

Sie enthalten Polyurethan-Gele und haften unterschiedlich stark auf der Haut und/oder sich selbst. Polyurethan ist ein weitgehend neutrales Polymerisat mit einer ausgezeichneten Gewebeverträglichkeit. Es enthält Superabsorber, die an der Oberfläche bis zum 150fachen ihres Eigengewichts an Wasser binden können, ohne dabei ihre Stabilität zu verlieren.

Hydroaktive Wundverbände erhalten das **feuchte Wundmilieu, verkleben nicht** mit der Wunde und verfügen über eine hohe **Daueraufnahmefähigkeit für Sekret** und **aufgeweichtes nekrotisches Gewebe**, das an der Oberfläche des Verbandes gebunden wird. Beim Verbandwechsel bleiben keine Gelrückstände in der Wunde zurück. Ein weiterer Vorteil ist, dass die verschiedenen hydroaktiven Wundverbände miteinander **kombiniert** und **individuell** auf die Wundform und -größe zugeschnitten werden können.

Indikationen

Hydroaktive Wundverbände sind indiziert bei allen Wunden, bei denen die wichtigsten Aufgaben des Verbandes die Erhaltung des feuchten Wundmilieus, die Aufnahme und Bindung von Sekret und die Reinigung und der Schutz der Wunde sind, also sezernierende oberflächige Wunden und sekundär heilende Wunden in allen Phasen der Heilung.

Hydrokolloide

Definition

> Hydrokolloide sind quellfähige, hydrophile Massen, die aus Gelatine, Pektin, Carboxymethylzellulose und verschiedenen Zusatzstoffen bestehen. Sie sind als Granulat und in Form von Fertigverbänden erhältlich.

Sobald die Hydrokolloidpartikel mit dem Wundsekret in Berührung kommen, lösen sie sich aus dem Verband, quellen, und bilden zusammen mit dem Wundsekret ein Gel. Beim Verbandwechsel verbleibt ein Teil dieses Gels in der Wunde und muss mit physiologischer Kochsalzlösung ausgespült werden.
Die Eigenschaften und Anwendungsgebiete ähneln denen der hydroaktiven Wundverbände auf Polyurethanbasis.

Hydrogele

Zusammensetzung und Indikationen

Hydrogele haben einen sehr **hohen Wasseranteil** (meist über 50%) und stehen in Tuben und als Fertigverbände zur Verfügung. Bei letzteren ist das Hydrogel **wundseitig** mit einer **semipermeablen Folie** abgedeckt. Hydrogele können zwar nur wenig Sekret aufnehmen, hinterlassen aber kaum Rückstände in der Wunde, da sich die Gelstruktur bei der Sekretaufnahme nicht auflöst.
Die Anwendungsgebiete sind ähnlich wie bei den Hydrokolloiden. Sie eignen sich aber auch zum **Kühlen** von **Verbrennungen 1. und 2. Grades** und zum **Aufweichen** und **Ablösen trockener Beläge und Nekrosen.**

Alginate

Zusammensetzung und Indikationen

Alginate bestehen aus Alginsäuren, das sind zelluloseähnliche Polysaccharide aus Braunalgen der Gattung Laminaria. Bei der Verarbeitung werden sie in faseriges Kalziumalginat umgewandelt, das bei Kontakt mit dem Wundsekret **stark quillt** und die Wunde **ausfüllt.**
Kalziumalginate können große **Sekretmengen aufsaugen** und sicher **speichern**, weshalb sie sich besonders für die Versorgung **infizierter** Wunden eignen. Fixiert werden Alginatkompressen mit selbstklebenden hydroaktiven Wundverbänden, selbstklebenden Folien oder anderen Verbänden. Bleiben beim Verbandwechsel Kalziumalginatfasern in der Wunde zurück, können diese mit physiologischer Kochsalzlösung ausgespült werden.

Weichschaum-Kompressen

Zusammensetzung und Indikationen

Weichschaum-Kompressen bestehen aus offenporigen Polyurethanschäumen, die intensiv auf dem **Wundgrund haften** und dort große Mengen **Fremdkörper, Keime, Sekret** und **nekrotische Geweberückstände aufnehmen.** Sie eignen sich besonders zur **Reinigung** und **Konditionierung** von belasteten Wunden, zur **Anregung der Granulation** bei tiefen, sauberen Wunden und zur Vorbereitung von Hautflächen vor **Transplantationen.**

Merke

> Das therapeutische Prinzip der Weichschaum-Kompressen weicht vom allgemeinen Grundsatz des atraumatischen Verbandwechsels ab. Neu gebildetes Granulationsgewebe wächst teilweise auch in die wundseitige Schaumstoffschicht ein, wodurch beim Verbandwechsel durch das Lösen der fibrinösen Haftung ein starker Reiz auf den Wundgrund ausgeübt wird, was wiederum die Granulation anregt.

Spezialwundauflagen

- **Deodorierende Wundauflagen** enthalten Aktivkohle, die in einem Schaum oder einer Folie gebunden oder in einer gasdurchlässigen Hülle eingeschlossen ist und große Mengen Gas absorbieren kann. Sie werden bei Wunden eingesetzt, die einen fauligen Geruch verströmen (z. B. Ulzerationen oder durchbrechende Karzinome, die zudem infiziert sind).
- Für die Versorgung infizierter Wunden stehen **antibakteriell imprägnierte Wundauflagen** (z. B. mit Iodophoren) zur Verfügung.
- Für infizierte oder infektionsgefährdete Wunden werden **bakterienabsorbierende Wundauflagen** entwickelt. Sie enthalten auf ihrer Oberfläche Substanzen, die mittels hydrophober Interaktion mit den Adhäsionsmolekülen der Keime diese aus dem Wundsekret entfernen. Erste Untersuchungen mit derart imprägnierten Wundauflagen ergaben eine erheblich reduzierte Keimzahl in der Wunde und verkürzte Konditionierungszeiten. Auch arzneimittelresistente Keime werden absorbiert.

3.3.5 Verbandfixierung

Das Material für die Verbandfixierung beeinflusst ganz wesentlich die Wirksamkeit eines Verbandes. Man unterscheidet die Produkte nach ihrem **Klebeverhalten**, ihrer **Materialzusammensetzung** und ihrem **Aufbau**.

Klebeverhalten

Klebeverhalten:

- **Adhäsive Materialien** wie Verbandpflaster sind aufgrund einer Beschichtung mit einem Kleber (z. B. Polyacrylat) selbstklebend. Bei manchen hydroaktiven Wundverbänden auf Polyurethan-Gel-Basis ist die Wundauflage selbst adhäsiv, d. h. sie klebt nicht auf feuchten Wundflächen, sondern nur auf trockener, sauberer Haut.
- **Kohäsive Materialien** haften nicht auf der Haut und auf anderen Materialien, sondern nur auf sich selbst, z. B. elastische Fixierbinden mit einer partiellen, meist punktförmigen kohäsiven Latexbeschichtung. Auch Binden mit einer sich verhakenden Oberflächenstruktur können als kohäsiv bezeichnet werden.
- Bei den **nichtklebenden Materialien** stehen Mullbinden, Schlauchverbände und elastische Fixierbinden zur Verfügung.

Materialzusammensetzung

Materialzusammensetzung:
- **Binden, Schlauchverbände** und die Trägermaterialien mancher Verbandpflaster sind gewebte oder gewirkte Flächengebilde aus **natürlichen, halbsynthetischen** oder **vollsynthetischen Fasern** bzw. aus **Mischgeweben.** Die Elastizität, Zugfestigkeit und Reißbarkeit sind abhängig vom Material und der Art der Produktion.
- **Vliese** bestehen aus verschiedenen **Fasern** oder **Fasermischungen** und sind gut luftdurchlässig. Die einzelnen Fasern werden durch chemisches Anlösen, thermisches Anschmelzen, durch Klebstoffe oder mechanisch miteinander verbunden. Sie werden zur großflächigen Verbandfixierung oder als Trägermaterialien für Verbandpflaster verwendet.
- **Folien** werden aus verschiedenen **Kunststoffen** durch Walzen oder Gießen hergestellt. **Polyurethanfolien** haben eine hohe Elastizität und Reißfestigkeit und sind semipermeabel, d. h. sie ermöglichen den Gasaustausch, sind aber undurchlässig für Keime, Wasser und Schmutz. Folien aus **Polyethylen** oder **PVC** müssen dagegen perforiert werden, damit sie luftdurchlässig und reißbar sind. Die Anwendungsgebiete sind die gleichen wie bei den Vliesen.

Aufbau

Aufbau:
- Zu den **Geweben** gehören alle Materialien, bei denen sich die einzelnen Fäden im rechten Winkel kreuzen. In Streifen gewebte Materialien eignen sich als Fixierbinden, Flächen als Träger für Verbandpflaster. Fixierbinden werden elastisch, wenn stark gedrehte Baumwollfäden als Kettfäden verwendet werden. Ist neben der Verbandfixierung eine gleichzeitige Kompression nötig, stehen Kompressionsbinden zur Verfügung. Sie werden aus stärkeren Fäden dichter gewebt. Verwendet man bei der Produktion zusätzlich hochelastische Kettfäden aus Polyurethan oder Gummi, entstehen die sog. **Langzugbinden** mit sehr hoher Elastizität.
- **Gewirke** sind gestrickt, d. h. die Einzelfäden sind bogenförmig miteinander verschlungen. Zu ihnen gehören die Schlauchverbände und Schlauchbandagen aus Baumwolle und/oder Zellwolle. Letztere sind dichter gewirkt und enthalten zur Erhöhung der Druckwirkung zusätzlich hochelastische Fäden.
- **Schlauchnetzverbände** sind weitmaschig sowie hochelastisch und aus Baumwolle, Polyamid und Gummi gewirkt.

3.3.6 Verbandwechsel

3.3.6.1 Häufigkeit und Zeitpunkt

Merke

> Ein Verband sollte nur dann gewechselt werden, wenn er seine ursprünglichen Funktionen nicht mehr erfüllt oder nicht mehr der ablaufenden Heilungsphase entspricht, da jeder Verbandwechsel die Heilungsruhe stört und Sekundärinfektionen begünstigt.

Kontrolliert und ggf. gewechselt werden muss der Verband bei:

- Beschädigung der Fixierung oder der Wundauflage,
- Durchdringen des Sekrets durch den Verband,
- Schmerzen im Wundbereich,
- Rötungen oder Schwellungen,
- Fieber (Verdacht einer Wundinfektion),
- Veränderung des akuten Wundzustandes, d. h. wenn der Verband nicht mehr heilungsfördernd wirkt.

3.3.6.2 Verbandwechsel bei primär heilenden Wunden

Bei aseptischen, nicht nachblutenden Wunden wie Operationswunden muss der Verband meist erst nach 3–4 Tagen beim Entfernen der Klammern bzw. dem Ziehen der Fäden gewechselt werden. Danach wird eine transparente Wundfolie aufgelegt, die bis zum Abschluss der Heilung auf der Wunde verbleiben kann.

3.3.6.3 Verbandwechsel bei sekundär heilenden Wunden

Merke

> Die Häufigkeit des Verbandwechsels hängt bei sekundär heilenden Wunden von der ablaufenden Heilungsphase und dem Ausmaß der Sekretion ab.

Mehrmals täglicher Verbandwechsel ist notwendig bei infizierten Wunden, bei sehr starker Sekretion, vor allem in der Entzündungsphase, und bei Verbänden, die Beläge oder Nekrosen aufweichen sollen. Hydroaktive Wundverbände verfärben sich weißlich und bilden Blasen, wenn die Saugkapazität erschöpft ist. Bei Nachlassen der Sekretion und Bildung von hellrotem Granulationsgewebe am Wundgrund genügt meist ein täglicher Verbandwechsel.

Merke

> Ist die Granulationsphase abgeschlossen, sollte der Verband nur noch im Abstand von mehreren Tagen gewechselt werden, um das neu gebildete Granulationsgewebe nicht zu zerstören. Für diese Heilungsphase geeignete Verbände können bei komplikationsloser Heilung bis zu einer Woche verbleiben.

3.3.6.4 Prinzipien und praktisches Vorgehen beim Wechseln des Verbandes

Art und Lokalisation der Wunde sowie die Heilungsphase bestimmen das praktische Vorgehen für den Verbandwechsel. Es gibt jedoch einige allgemeine Prinzipien, die für fast alle Verbandwechsel gültig sind.

Asepsis

Das wichtigste Gebot beim Verbandwechsel ist das Vermeiden einer **Keimverschleppung bzw. -ausbreitung**. So können nicht nur Wundinfektionen verhindert, sondern auch Ärzte und Pflegekräfte vor einer **Ansteckung** geschützt werden.

Alle Materialien, die in direkten Kontakt mit der Wunde kommen (Wundauflagen, Instrumente, Handschuhe etc.), müssen **steril** sein, auch die Tücher, auf denen die sterilen Materialien liegen. Materialien zur Fixierung der Wundabdeckung, die nicht mit der Wunde in Berührung kommen, müssen sauber, aber nicht unbedingt steril sein. Die **Schutzbekleidung** sollte ebenfalls sauber sein. Sie muss auf jeden Fall gewechselt werden, wenn sie mit Blut, Wundsekret o.ä. in Kontakt gekommen ist. Um eine Tröpfcheninfektion zu vermeiden, sollte der Durchführende eine **Gesichtsmaske** tragen.

Händedesinfektion

Schon bevor die Materialien vorbereitet werden, muss eine hygienische Händedesinfektion mit einem alkoholischen Einreibepräparat durchgeführt werden. Dafür werden etwa 3 ml mindestens 30 Sekunden lang in die **Hände**, besonders im Bereich der **Fingerkuppen** und der **Nagelfalze**, eingerieben. Liegen größere Verschmutzungen vor, werden die Hände anschließend noch mit einer Waschlotion gewaschen. Danach dürfen die Hände nicht mehr mit den Armaturen in Kontakt kommen.

Vorbereiten des Materials

Alle Materialien, die für den Verbandwechsel erforderlich sind, werden auf einem Verbandwagen oder Verbandtablett vorbereitet (☞ Abb. 45).

Vorbereiten des Patienten

Der Patient wird über den Grund des Verbandwechsels und die Vorgehensweise **informiert**. Anschließend wird er möglichst bequem und schmerzfrei **gelagert**, wobei das Wundgebiet gut zugänglich sein muss. Wird der Verband im Zimmer gewechselt, sollte ein **mobiler Wandschirm** die Blicke anderer Patienten abschirmen. Eine sekretdichte **Unterlage** schützt das Bett vor möglichen Verschmutzungen. Beim Verbandwechsel größerer Defektwunden oder ausgedehnter Schürfwunden können starke Schmerzen entstehen, weshalb eine halbe Stunde vorher ein **Analgetikum** verabreicht werden sollte.

Entfernen des Verbandes

Nach Anlegen von **Einmalhandschuhen** wird die Verbandfixierung entfernt und die Wundauflage vorsichtig mit einer **Pinzette** abgehoben (☞ Abb. 46). Ist die Wundauflage mit der Wunde verklebt, wird sie mit steriler physiologischer **Kochsalzlösung**, die auf Körpertemperatur angewärmt wurde, angefeuchtet, wodurch die Verklebung aufweicht. Dieser Vorgang wird ggf. wiederholt, bis der Verband schmerzlos entfernt werden kann. Der Verband wird in einen vorbereiteten **Abwurfbeutel** abgeworfen, die benutzte Pinzette wird in einer **Nierenschale** abgelegt.

Wundinspektion

Bei der Inspektion muss besonders auf **Entzündungszeichen** wie Schwellung, Rötung, Beläge, Sekretion und Geruch geachtet werden, ebenso auf **Blutungen**, **Dehiszenzen** und **Nekrosen**.

Wundreinigung

Bei **aseptischen Wunden** genügt eine einfache Reinigung mit einem **Watteträger** oder einem **sterilen Tupfer** von **innen nach außen**, eine Desinfektion ist nicht erforderlich.

Bei septischen Wunden werden lockere Beläge, Nekrosen etc. mit Mulltupfern, Wundspülung oder durch Spezialverbandstoffe entfernt. Die Wundumgebung wird bei **septischen Wunden** immer von **außen nach innen** gereinigt bzw. **desinfiziert** (☞ Abb. 47).

Das gebrauchte Material mitsamt den Handschuhen wird nach der Wundreinigung abgeworfen.

Anlegen des neuen Verbandes

Entsprechend den Wundverhältnissen wird das Verbandmaterial ausgewählt. Die sterile Wundauflage wird mit einer sterilen Pinzette aufgebracht und ggf. mit einer Fixierbinde, Verbandpflaster oder einem Schlauchverband fixiert (☞ Abb. 48).

Nachsorge

Der Patient wird, sofern nötig, umgelagert. Die gebrauchten Instrumente werden vorschriftsmäßig in **Desinfektionslösung** eingelegt, der Abwurfbeutel für die Entsorgung vorbereitet. Abschließend wird eine hygienische Händedesinfektion durchgeführt.

3.3.6.5 Möglichkeiten zur Verhinderung unschöner Narbenbildungen

Am Ende der Wundheilung entsteht eine **Narbe**, die sich vom ursprünglichen Gewebe unterscheidet, da sie zum Großteil aus nicht vollständig regeneriertem Bindegewebe besteht. Da die Melanozyten nicht regeneriert werden, ist die Narbe blass und bräunt nicht. Die Oberfläche ist glatt, da das Leisten- und Feldermuster der Epidermis fehlt. Auch die Hautanhangsgebilde (Haare, Schweiß- und Talgdrüsen) werden nicht mehr gebildet. Narben neigen stets zu **Verhärtung** und **Schrumpfung**, da nur wenige elastische Fasern im Narbengewebe enthalten sind.

Bei iatrogenen Inzisionen und glatten Schnittverletzungen mit geringem Gewebeverlust bildet sich meist eine strichförmige, fast unsichtbare Haarliniennarbe. Bei traumatischen, infizierten und chronischen sekundär heilenden Wunden hingegen bilden sich häufig unschöne Narben, die auf die Narbenkontraktur und die Narbenhypertrophie zurückzuführen sind.

Narbenkontrakturen entstehen durch die Schrumpfung des gering elastischen Gewebes. Die Folge können neben **kosmetischen Faktoren** auch **funktionelle Beeinträchtigungen** sein, vor allem bei Narben im Gelenkbereich.

Therapie

Vorbeugend kann die frische Narbe durch Massage, Bewegungsübungen und fetthaltige Salben geschmeidig gemacht werden. In schweren Fällen muss die Narbe ausgeschnitten und der Defekt durch Hauttransplantation gedeckt werden.

Bei der **Narbenhypertrophie** entsteht eine wulstartige, oft leicht gerötete Erhebung der Narbe durch überschießende Bindegewebeneubildung. Die Hyperthrophie bleibt aber im Gegensatz zum Keloid auf den Wundbereich beschränkt. Die Ursachen sind vermutlich **mechanische äußere Einflüsse** wie Nahtspannung oder ein gestörtes Gleichgewicht zwischen Kollagensynthese und Kollagenolyse.

Therapie

Die konservative Behandlung von Narbenhypertrophien besteht in der physikalischen Therapie durch Bäder, Massagen und Gymnastik, in der Applikation topischer Narbentherapeutika oder in gezielter Kompressionsbehandlung. Bei letzterer wird durch den andauernden Druck auf die Narbe die Kollagensynthese einge-

> schränkt, vermutlich aufgrund der verminderten Durchblutung und Gefäßpermeabilität. Vor allem bei ausgedehnten Verbrennungen, insbesondere bei Kindern, kann durch die Kompressionstherapie ein wesentlich besseres Narbenergebnis erzielt werden.

3.3.7 Vakuumversiegelung

Da nicht alle Wunden mit gängigen Therapien zur Abheilung gebracht werden können, wurde eine zusätzliche Wundbehandlungsmethode in das „Wundversorgungsprogramm“ aufgenommen. Hierbei handelt es sich um die Vakuumversiegelung bei Problemwunden.

> Die Vakuumtherapie unterstützt durch Ausübung eines definierten und kontrollierten Vakuums auf die gesamte Wundoberfläche aktiv die physiologische Wundheilung.

Definition

Die Vorteile der Vakuumversiegelung sind:

Vorteile

- flächenhafte Drainage des überflüssigen Wundsekrets,
- Wundreinigung, Absaugung von Fibrinbelägen,
- Durchblutungssteigerung durch den Unterdruck,
- gesteigerte Zellmigration,
- Reduktion des Umgebungsödems,
- Kontraktion der Wunde, Formung des Wundbettes.
-

Die Vakuumversiegelung kann angewendet werden bei:

Anwendungsgebiete

- Ulcus cruris,
- oberflächlichen Wunden,
- akut-traumatischen Wunden,
- Hauttransplantaten (Mesh Graft).

Kontraindiziert ist die Vakuumversiegelung bei:

Kontraindikationen

- Osteomyelitis/Osteitis,
- malignen Tumoren im Wundbereich,
- Fisteln zu Organen.

Methode

Ein offenporiger Schaumstoff wird auf Form und Größe der Wunde zugeschnitten und diese damit ausgefüllt. Auf diesen Schwamm wird eine transparente Klebefolie aufgebracht. Damit wird die Wunde luftdicht abgeschlossen. In den Schaumstoff ist ein Drainageschlauch eingepasst, der nach außen geführt und mit dem Wundsekretauffangbehälter verbunden wird.

Anlegen des Verbandes und Verbandwechsel

Achtung

> Das Anlagen des Verbandes ist nicht mit anderen Verbänden zu vergleichen. Wegen der speziellen Technik ist der Verbandwechsel wesentlich zeitintensiver und erfordert auch vom Patienten Mitarbeit. Zusätzlich sollte der Patient gut informiert sein, um ihm die Angst vor dem Neuen zu nehmen.

Die einzelnen Arbeitsschritte beinhalten:

- Reinigung und Desinfektion der Wunde,
- Vorbereitung der Wundumgebung (trocknen und eventuell entfetten),
- Rasur bei starker Behaarung,
- Zurechtschneiden und Einlegen des Schwamms,
- Aufbringen der luftdichten Folie,
- Anschließen der Vakuumflasche und Anlegen des Vakuums,
- Überprüfen des Verbands auf Dichtigkeit.

Die Wundhöhle soll vom Saugschwamm locker ausgefüllt werden. Wichtig ist das exakte Zuschneiden des Schwamms auf die Wundgröße. Der Schwamm verringert seine Größe unter Sog nur in der Höhe, nicht aber im Durchmesser.
Der Schwamm sollte etwas kleiner als die Wunde zugeschnitten werden, so dass die Wundränder noch sichtbar sind.

Gefahren und Komplikationen

> Wird der Schwamm zu groß zugeschnitten, kann es durch das Ansaugen an der intakten Haut von leichten Hautirritationen bis zu petechialen Blutungen in der Kutis und Subkutis („Knutschfleck") kommen. Der Schaumstoff sollte keilförmig in die Wundtaschen hineinragen, ohne diese fest auszutamponieren.

Wichtig ist, die Folie ohne Zug bzw. Spannung aufzubringen, um Spannungsblasen zu vermeiden. Der Verband wird in maximaler Beugung der betroffenen Stelle angelegt, da durch die Bewegung mehr Zug auf die Folie und somit auf die Haut ausgeübt wird. Ein falten- und spannungsfreies Anlegen der Folie ist nicht möglich. Im Gegensatz zu allen Körperteilen des Menschen ist jede Folie gerade. Falten in der aufgebrachten Folie sind kein Problem. Sie stören nur das Auge.

Empfehlungen

> Bewährt hat sich folgende Vorgehensweise:
> Die Folie etwa 3 cm vom Wundrand entfernt auf die Haut aufsetzen, locker über den nicht zusammengedrückten Schwamm legen und auf den gegenüberliegenden Wundrand kleben, wo sie ebenfalls etwa 3 cm überlappen sollte. Bei großen Wunden oder Stellen, die schwer abzudichten sind, ist es einfacher, die Folie in Streifen zu schneiden und diese dachziegelartig zu kleben. Kleine Folienstücke sind leichter zu handhaben als großflächige.

Die Schlüsselstelle für den dichten Verband ist der Steg um den Ableitungsschlauch. Wichtig ist, dass der Steg beim Übergang vom Wundrand zur intakten Haut beginnt und mindestens 0,5 cm hoch und etwa 5 cm lang ist. Folie an Folie klebt sehr gut. So wird die absolute Dichtheit des Verbandes erreicht. Außerdem wird der Kontakt des Schlauchs mit der Wundkante vermieden, der sonst eine neuerliche Druckstelle hervorrufen könnte.

Warnung

> Vorsicht geboten ist bei Gerinnungsstörungen und unter hochdosierter Antikoagulantientherapie.

Die Patienten empfinden die geschlossene Sekretdrainage bei massiv sezernierenden Wunden als sehr angenehm, da sie endlich wieder in einem trockenen Bett liegen. Bei inkontinenten Patienten mit Weichteildefekten im Genitoanalbereich entfällt die ständige Verunreinigung der Wunde durch Stuhl und Harn.

Gefahren und Komplikationen

> Nach dem Bestehen des Vakuums muss häufig geschaut werden. Ein Folienverband ohne Sog ist ein Okklusiv-Verband. Bei dieser Form von Wunden würde durch das feucht-warme Milieu nicht nur ein beschleunigtes Keimwachstum, sondern auch die Taschenbildung durch Sekretstau gefördert. Das Wundsekret würde zudem zu Irritationen der umgebenden Haut führen.

Verbandwechsel

In der Regel sollte der Verband alle 48 Stunden gewechselt werden. Bei infizierten Wunden ist ein entsprechend häufiger Verbandwechsel notwendig, meistens alle 12 Stunden, bis sich die Keimzahl deutlich reduziert hat. Die Auffangbehälter sollten mindestens einmal wöchentlich gewechselt werden, auch wenn sie noch nicht vollständig gefüllt sind.

4 Wunden von A bis Z richtig versorgt

Im folgenden Glossar werden die häufigsten Verletzungsarten mit Kurzcharakteristik, Sofortmaßnahmen am Unfallort und definitiver Versorgung alphabetisch aufgeführt.
Die tabellarische Übersicht gibt mit einem Blick die häufigsten Wunden und deren Notfall-Behandlung wieder.

Tab. 2: Notfall-Behandlung der häufigsten Wunden

Wundart	Charakteristik	Gefahren	Versorgung
Schürfwunde	Oberflächliche Wunde, es sind nicht alle Hautschichten durchtrennt, punktförmige, mäßig starke Blutung durch eröffnete kleine Hautgefäße.	Wunden oftmals schmutzig durch eingebrachte Schmutzpartikel, sehr schmerzhaft, Infektionsgefahr mittelgroß.	Am Unfallort sterile Abdeckung, in der Klinik ausgiebige Reinigung, zur Wundabdeckung am besten Hydrokolloidverbände.
Schnittwunde	Glatte Wundränder, keine größere Weichteiltraumatisierung durch Quetschung, deshalb gute Heilungstendenz.	Schnittwunden können tief in die Weichteile hineinreichen, deshalb können tief liegende Nerven, Blutgefäße, Sehnen oder Muskeln verletzt sein.	Prüfung der Sensibilität, Motorik, Durchblutung; bei stärkeren Blutungen Druckverband, sonst normaler Verband ausreichend.
Penetrationswunde	Äußere Verletzung oftmals nur klein, kann aber weit in die Tiefe reichen; scharfe Wundränder.	Wie bei Schnittwunden können unter der Haut tief liegende Nerven, Blutgefäße, Sehnen oder Muskeln verletzt sein; Bakterien können in tiefe Schichten eingebracht werden und Infektionen hervorrufen, hohe Infektionsgefahr; plötzlicher Blutdruckabfall durch innere Blutung bei Gefäßverletzung möglich.	Fremdkörper werden in Wunden belassen, da sie Blutgefäße verletzt haben können; zum Transport Umpolsterung und steriler Verband des Fremdkörpers.

Fortsetzung Tab. 2

Wundart	Charakteristik	Gefahren	Versorgung
Platzwunde	Oberflächlich; häufig zerfetzte, unregelmäßige Hautränder, durch Kontusion traumatisiert.	Unregelmäßige Hautränder mit tiefen Wundtaschen und Wundhöhlen; deshalb ist die Infektionsgefahr größer als bei Schnittwunden.	Vorort steriler Verband mit oder ohne Kompression. In der Klinik Begradigung der Wundränder und Wundnaht.
Quetschwunde	Entsteht ähnlich wie die Platzwunde durch stumpfe Gewalteinwirkung; zerfetzte, unregelmäßige Hautränder mit tiefen Wundtaschen und -höhlen.	Unterhalb der zerfetzten Wundränder sind unregelmäßig begrenzte, tiefe Wundtaschen zu finden; durch die gequetschten Wundränder sind Hautpartien minderdurchblutet; dadurch günstige Bedingungen für Bakterien und Infektionen.	Steriler Verband, bei Bedarf Kompressionsverband ausreichend. Behandlung in der Klinik erfolgt wie bei der Platzwunde.
Ablederungswunde (Décollement)	Entsteht durch tangential einwirkende Scherkräfte; es werden größere Hautpartien vom tieferliegenden Weichteilgewebe abgelöst; Sonderform Skalpierungsverletzung.	Durch den Abriss der Ober- und Unterhaut kann es zu starken Blutverlusten kommen, abgelederte Haut nach Annähung selten vital.	Steriler Verband, bei Ablederungen im Extremitätenbereich finden sich gelegentlich handschuhartig umgestülpte Hautverletzungen; diese Hautamputationen in die Klinik mitbringen, obwohl in den seltensten Fällen diese Hautpartien wieder so angenäht werden können, dass dieser Hautlappen überlebt.

Fortsetzung Tab. 2

Wundart	Charakteristik	Gefahren	Versorgung
Bisswunde	Entsteht durch Tiere oder Menschen, tiefe Verletzungen	Tier- oder Menschenspeichel ist immer infektiös, deshalb sind alle Bisswunden als infiziert anzusehen. Tetanusgefahr besteht immer, vor allem bei Tierbissen ist an eine Infektion mit dem Tollwutvirus zu denken.	In der Regel ist eine sterile Abdeckung ausreichend, nur bei größeren Bisswunden muss ein Druckverband angelegt werden; in der Klinik wird die Bisswunde mit Ausnahme von Gesichtswunden nicht genäht, sondern offen gelassen; Sekundärheilung.
Pfählungsverletzung	Gegenstände dringen in den Körper ein; äußerlich ähneln die Pfählungsverletzungen den Stichwunden mit schmaler Eintrittswunde; weit in die Tiefe reichend.	Durch die tiefe Penetration ist die Gefahr der Verletzung von Nerven, Gefäßen, Sehnen oder anderen Organen groß. Bakterien können sich in der Tiefe vermehren und Abszesse oder andere Infektionen hervorrufen.	Wie bei den Penetrationswunden sollen Fremdkörper in Wunden belassen werden, da sie Blutgefäße verletzt haben können; zum Transport Umpolsterung und steriler Verband des Fremdkörpers.

4.1 Ablederung (Décollement)

Kennzeichen

Die Haut und das subkutane Fettgewebe werden durch **starke tangentiale Quetschung** von der Faszie abgerissen. Der abgelederte Hautlappen wird durch die fehlende Versorgung der durchtrennten Gefäße **nekrotisch**.
Sonderformen der Ablederung sind zum einen die **Skalpierung**, bei der die behaarte Kopfhaut in der lockeren Bindegewebeschicht zwischen Periost und Aponeurose der Galea abreißt und das Periost dabei beschädigt. Eine andere Sonderform ist die **Aushülsung**, eine zirkuläre Ablederung der Finger, bei der durch festsitzende Ringe die gesamte Haut mit Subkutis abgetrennt wird. Alle Ablederungen verursachen sehr **starke Blutungen** und **starke Schmerzen**.
Da in manchen Fällen eine **Replantation** möglich ist, muss die abgelederte Haut auf jeden Fall mit in die Klinik gebracht werden.

Sofortmaßnahmen

- Steriler Notverband,
- Druckverband zur Blutstillung, nur im äußersten Notfall abbinden, betroffene Extremität hochlagern,
- Schockbekämpfung und Analgesie,
- Versorgung des abgelederten Hautlappens: Wundfläche nicht berühren, nicht reinigen oder desinfizieren. Hautlappen in sterile, ggf. mit 0,9%iger Kochsalzlösung angefeuchtete Kompresse wickeln, in einen sauberen, wasserdichten Plastikbeutel geben und gut verschließen, diesen in ein mit Eiswasser (ca. 4°C) gefülltes Gefäß legen.

Achtung

> Die Haut darf auf gar keinen Fall mit dem Eis in Berührung kommen! Diese „kalte Ischämie“ sichert die Überlebenszeit des Hautlappens für etwa 20 Stunden (☞ Abb. 51).

- Patient sofort in eine (Replantations-)Klinik bringen.

Versorgung

Der Wundgrund muss sauber und gut vaskularisiert sein. Die abgelederte Haut wird sorgfältig gereinigt und von Nekrosen und Fettgewebe befreit. Die **Replantation** wird wie die Transplantation eines Vollhautlappens durchgeführt, am besten durch mikrochirurgische Anastomisierung der versorgenden Gefäße. Anschließend das Replantat mit einem sterilen, nicht klebenden, leichten **Druckverband** abdecken und die **Extremität ruhig stellen**. Wächst die Haut nicht an, bleibt sie als „biologischer Verband“ solange auf der Wunde, bis eine **Spalthauttransplantation** durchgeführt werden kann.

Besondere Hinweise

> Der Erfolg der Replantation sinkt ab einem Alter von 50 Jahren und bei Vorliegen chronischer Krankheiten wie Diabetes mellitus oder Arteriosklerose.

Achtung

> Tetanusschutz abklären und Infektionsprophylaxe durch Antibiose!

4.2 Amputation, traumatische

Kennzeichen

Durch Gewalt abgetrennte Gliedmaße oder Teile davon. Bei der **totalen Amputation** liegt eine **vollständige** Abtrennung des Körperteils vor, bei der **subtotalen** bestehen noch **Gewebebrücken zum Körper**. Alle Amputationen verursachen sehr **starke Blutungen** und **starke Schmerzen**, meist auch einen **Schock**.

Sofortmaßnahmen

- Steriler Notverband des Stumpfes,
- Druckverband zur Blutstillung, Abbinden nur im äußersten Notfall, betroffene Extremität hochlagern,

- Schockbekämpfung und Analgesie,
- das Amputat wie unter Ablederung beschrieben versorgen,
- Patient und Amputat sofort in eine (Replantations-)Klinik bringen.

Versorgung

Die **Replantation** sollte bei Makroreplantationen (proximal von Hand- und Fußgelenk) binnen 4 Stunden stattfinden, bei Mikroreplantationen, bei denen die Abtrennung weiter distal erfolgt ist, innerhalb von 12 Stunden nach Abtrennung. Makroreplantationen haben grundsätzlich eine schlechtere Prognose bezüglich der späteren Funktion. Bei Zehen und Fingern liegen die Chancen für die Revitalisierung bei 60–90%, insbesondere bei Fingern, die distal der Mittelgelenke abgetrennt wurden. Voraussetzung für eine erfolgreiche Replantation sind glatte Wundverhältnisse. Bei ausgedehnten Weichteilquetschungen und Defektwunden an den Amputaten können keine guten Ergebnisse erzielt werden.
Bei der Retransplantation werden Amputat und Stumpf zuerst gereinigt und die Knochen durch Osteosynthese vereinigt, anschließend Beugesehnen, Arterien und Venen, zum Schluss die Strecksehnen. Nach einigen Tagen **Ruhigstellung** der replantierten Extremität kann mit Bewegungsübungen begonnen werden.
In manchen Fällen ist keine Replantation möglich, dann muss eine gute **Stumpfbildung** herbeigeführt werden. Beim **Daumen** sollte soviel wie möglich an **Länge erhalten** werden, beim **Langfinger** hingegen ist die **Funktion** wichtiger als die Länge. Fingerkuppendefekte ohne Knochenbeteiligung heilen sekundär am besten, der entstehende Stumpf ist voll sensibel. Sind Knochen mitbeteiligt, sollte der Defekt mit der **V-Y-Plastik** gedeckt werden. Fehlen zwei Drittel oder mehr eines Endgliedes, erfolgt die Defektdeckung durch einen lokalen Lappen. Wurde ein Körperteil weiter proximal abgetrennt, wird die **Stumpfbildung** den Möglichkeiten der **prothetischen Versorgung** angepasst.
Nach der Retransplantation werden die Hautränder locker genäht, ein leichter Kompressionsverband angelegt und die Extremität hochgelagert. Der Verband wird täglich gewechselt, die Naht am 14.–18. Tag entfernt.

Besondere Hinweise

> Die Versorgung darf nur in spezialisierten Kliniken vorgenommen werden.

Achtung

> Tetanusschutz abklären und Infektionsprophylaxe durch Antibiose!

4.3 Bisswunde

Kennzeichen

Tiere mit **spitzen Zähnen** verursachen **Bisswunden**, die **Riss- oder Stichwunden** ähneln, mit einem kleinen Einstich und einer großen Kaverne in der Tiefe sowie einer geringen oder keiner Blutung. Tiere mit **Mahlzähnen** hinterlassen dagegen **Quetschwunden** mit zerklüfteten Wundrändern und starker Blutung, Hämatomen in der Umgebung und gelegentlich Verletzungen tiefer gelegener Strukturen wie Knochen. **Menschenbisse** erkennt man an den charakteristischen **Einbissstellen der einzelnen Zähne**.
Bissverletzungen bergen durch den in die Wunde eingebrachten Speichel ein **hohes Infektionsrisiko**, weshalb sie nicht primär verschlossen werden dürfen. Einzige Ausnahme ist wegen der guten Durchblutung und wegen des kosmetischen Ergebnisses das Gesicht. Hier dürfen Bisswunden nach strenger Abwägung primär versorgt werden.

Sofortmaßnahmen

Steriler Schutzverband, ggf. Kompressionsverband zur Blutstillung.

Versorgung

Wunde großzügig ausschneiden und Sekundärnaht durchführen. Ist eine Ausschneidung nicht möglich, die Wunde nicht verschließen, nur steril abdecken und ruhig stellen. Bei Bisswunden im Gesicht lockere Adaptation der Wundränder.

Achtung

> Wichtig: Antibiotikaprophylaxe!

Besondere Hinweise

> Bei geringstem Verdacht auf eine Tollwutinfektion sofort aktive Schutzimpfung und parallel passive Immunisierung mit humanem Rabies-Immunglobulin. Tetanusschutz abklären!
> Bei Menschenbissen zusätzlich bei Verdacht auf Infektion mit HIV- oder Hepatitis-B- und Hepatitis-C-Viren **serologischen Status** bestimmen.

4.4 Dekubitalulcus

Kennzeichen

Dauerhafter lokaler Druck auf die Haut führt zu **Minderdurchblutung** und **Hypoxie** mit anschließender **Nekrose** und **Ulzeration**. Die am meisten gefährdeten Regionen sind Kreuzbein/Steißbein, Sitzbeinhöcker, großer Trochanter, Wadenbeinknöchel und Ferse, aber auch Schulterblätter, Ellbogen und Hinterkopf, da hier über den vorspringenden Knochen kein oder kaum Polster aus Fett und Muskeln vorhanden ist. Die Gefahr eines Druckgeschwürs besteht bei allen **immobilen Patienten** und **älteren, bettlägerigen Menschen**, die den Druckschmerz nicht wahrnehmen oder ihm nicht durch Verlagerung entgegenwirken können. Das Risiko steigt durch **Scherkräfte, erhöhte Temperatur** und **Feuchtigkeit** (z. B. bei Inkontinenz).

Schweregrade

Der durch unterschiedliche Höhe und Dauer des Drucks entstandene Gewebeschaden wird in vier Schweregrade unterteilt:
1. Grad: Streng begrenzte **Hautrötung**, die nach Lageveränderung nicht spontan verschwindet, **bildet** sich aber bei dauerhafter Druckentlastung **zurück**.
2. Grad: Wasser lagert sich im Druckbereich ein, es entstehen **Blasen**, die beim Aufplatzen nässende, schmerzende, oberflächige, auf die Epidermis beschränkte Wunden verursachen, die stark **infektionsgefährdet** sind. Sie **heilen** nach Druckentlastung meist problemlos **ab**.
3. Grad: Alle Hautschichten bis zur Faszie sind geschädigt, es bilden sich **schwarze Nekrosen**. Bei Aufbrechen des Geschwürs entstehen tiefe, schmierig belegte Wunden, die Faszien, Bänder, Muskeln und Sehnen sichtbar machen. Eine Heilung ist nur nach **chirurgischer Revision** möglich.
4. Grad: Der **Knochen** ist ebenfalls angegriffen, evtl. mit **Osteomyelitis**. Die Heilungsprognose ist auch mit chirurgischer Intervention sehr schlecht.

Da Druckgeschwüre 3. und 4. Grades meist nicht spontan epithelisieren, ist eine **Hauttransplantation** in Betracht zu ziehen.

Warnung

Unter keinen Umständen darf die Wunde nach Nekroseabtragung primär verschlossen werden.

Sofortmaßnahmen/ Versorgung

Wichtigste Maßnahme ist die Sicherung der Durchblutung durch konsequente Druckentlastung bis zur völligen Ausheilung. Nekrotisches Gewebe wird chirurgisch entfernt, ggf. nach vorheriger Aufweichung mit **Alginaten** oder **feuchten Mullkompressen**. Zur Reinigung wird die Wunde anfangs mehrmals täglich mit Ringer-Lösung gespült, mit **Weichschaum-Kompressen** oder **saugfähigen hydroaktiven Wundtamponaden** konditioniert und mit saugfähigen hydroaktiven Wundverbänden oder kombinierten **Salben-Saug-Kompressen** abgedeckt. Die Wunde muss bei jedem Verbandwechsel desinfiziert werden, da Dekubiti, vor allem im Sakralbereich, stark infektionsgefährdet sind. Antibiotika dürfen nur eingesetzt werden, wenn der Erreger bestimmt worden ist.
Die Wundbehandlung mit hydroaktiven Wundauflagen wird fortgesetzt, bis eine Defektdeckung durch Transplantation mit einem Verschiebelappen oder einem freien Hauttransplantat erfolgen kann.

Besondere Hinweise

Ältere und kachektische Patienten sollten neben einer eiweiß- und vitaminhaltigen Ernährung zusätzlich Zink erhalten.
Die Umgebungshaut darf nicht austrocknen.
Immobile Patienten müssen frei oder weich gelagert und alle 2 Stunden umgelagert werden, um die Druckentlastung zu sichern.

4.5 Elektrounfall, Blitzschlag

Kennzeichen

An der **Ein- und Austrittsstelle** entstehen durch die Wärmeentwicklung **kreisrunde Strommarken.** Außerdem können die durch die elektrische Reizung ausgelösten Muskelkontraktionen **Frakturen** und **Luxationen** zur Folge haben oder einen **Herzstillstand** auslösen (Stromschlag ☞ Abb. 52). Die Schädigungen sind abhängig von der Stromstärke.
Bereits ab 15 mA ist ein Loslassen des Stromleiters aufgrund der Muskelkontraktionen nicht mehr möglich.

Sofortmaßnahmen

- Stromkreis unterbrechen.
- Atmung und Herzschlag kontrollieren, ggf. kardiopulmonale Reanimation und Intubation.
- Schocktherapie (Infusion und Kreislaufüberwachung) und Analgesie.
- Brandwunden steril abdecken.

Versorgung

- EKG-Ableitung und Enzymdiagnostik, Antiarrhythmika bei Rhythmusstörungen, Defibrillation bei Kammerflimmern.
- Infusion mit Ringer-Laktat-Lösung.
- Versorgung der Brandwunden nach Schweregrad.

Besondere Hinweise

Tetanusschutz beachten.

4.6 Erfrierung

Kennzeichen

Kälteschäden werden je nach Tiefe in 3 Grade eingeteilt:
1. Grad: Nur **Schädigung der Oberhaut**, die erst **blass** und **gefühllos**, später **gerötet** und **geschwollen** ist. Heilung durch Regeneration der Epidermis.
2. Grad: **Schädigung bis in die Dermis.** Nach der Erwärmung bilden sich **Blasen** auf der Oberhaut durch Austritt von seröser Flüssigkeit und evtl. Blut. Der Wundgrund ist feucht, stark infektionsgefährdet und schmerzempfindlich. Die Heilung erfolgt **spontan** durch Epithelneubildung der erhaltenen Hautanhangsgebilde, es bleiben aber oft **Schäden wie Parästhesien** oder **Kälteempfindlichkeit** zurück.
3. Grad: Die Schädigung betrifft **Haut** und **tiefere Gewebeschichten**, **Gefäße** werden irreversibel geschädigt, es kommt zur **Gangrän.** Es ist **keine spontane Heilung** möglich. Die Abgrenzung zwischen geschädigtem und gesundem Gewebe ist erst nach mehreren Tagen sichtbar.

Sofortmaßnahmen

- Langsame Wiedererwärmung des unterkühlten Körperteils durch Bäder, die auf 40°C ansteigen.

- Geschädigte Körperteile nicht reiben oder belasten, um durch den Druck die Gefäße nicht zusätzlich zu schädigen.
- Blasen steril abdecken, nicht eröffnen.
- Bei Bedarf Analgesie.
- Sind mehr als 10% der Körperoberfläche betroffen, ist eine stationäre Aufnahme erforderlich.

Versorgung

Unter streng aseptischen Bedingungen die **Blasen punktieren**, dabei die Blasenhaut als natürlichen Schutz belassen. Wunde mit **sterilem, hydroaktivem Verband** abdecken. Infusion von **niedermolekularen Dextranen** und **gefäßerweiternden Medikamenten** zur Verbesserung der **Mikrozirkulation**. Chirurgische Revision bzw. Amputation dürfen erst durchgeführt werden, wenn die Abgrenzung von geschädigtem und gesundem Gewebe eindeutig erkennbar ist. Dies ist nach einigen Tagen der Fall. Versorgung einer für die Primärheilung verschlossenen Wunde mit sterilem Fertigverband, bei offener Wundbehandlung hydroaktive, der entsprechenden Heilungsphase angepassten Wundverband.

Besondere Hinweise

Vor der Behandlung der lokalen Kälteschäden ist eine bestehende allgemeine Hypothermie zu behandeln.
Tetanusprophylaxe, evtl. lokale Antibiotika und Antiseptika.

4.7 Fraktur, offene

Kennzeichen

Offene Frakturen müssen in jedem Fall operativ versorgt werden. Die drei Schweregrade richten sich nach dem Ausmaß der Weichteilschädigung:
1. Grad: Die Frakturenden durchspießen die Haut von innen, verletzen aber keine Leitstrukturen.
2. Grad: Die Haut wird von außen durch Traumen durchtrennt, Weichteile sind zerrissen und gequetscht.
3. Grad: Es sind auch tiefe Arterien, Venen, Sehnen und Nerven verletzt (☞ Abb. 53).

Sofortmaßnahmen

- Blutstillung, Notverband.
- Durch Zug und Gegenzug dislozierte Frakturen reponieren (wenn der Verletzte dies wegen der Schmerzen zulässt) und mit Luftkammerschiene oder Vakuummatratze schienen.
- Schockbehandlung und Analgesie.
- Sofortige Einlieferung in chirurgische Klinik.

Versorgung

- Noch im Transportverband röntgen.
- Durchblutung, Motorik und Sensibilität überprüfen.
- Wundabstrich für bakteriologische Untersuchung nehmen.

- Wunde reinigen und spülen, gequetschtes und nekrotisches Gewebe entfernen, ggf. Faszienspaltung zur Entlastung.
- Bei komplexer Fraktur und/oder schweren Weichteilschäden Osteosynthese mit Fixateur externe, bei einfacher Fraktur und intakten Weichteilen mit Platte oder Marknagel.
- Faszien, Muskulatur und Periost können frei liegen, Sehnen, Gefäße und Nerven müssen mit gesundem Gewebe bedeckt werden.
- Wegen Infektionsgefahr Wunde nicht primär verschließen, sondern mit Salbenkompresse oder synthetischem Hautersatz offen behandeln.
- Betroffenes Körperteil druckfrei hochlagern oder aufhängen (bei Fixateur externe).
- Verband täglich wechseln, ggf. Débridement. Nach Abschwellen der offenen Wunden diese nach und nach verschließen, ggf. durch Spalthauttransplantate decken.

Besondere Hinweise

- Antibiose nach Keimbestimmung,
- Tetanusprophylaxe,
- Antibiotikaprophylaxe (nur kurz bei Grad 1, bei Grad 2 und 3 Breitbandantibiotikum oder Kombination).

4.8 Gangrän

Kennzeichen

Durch eine periphere arterielle Verschlusskrankheit (pAVK) entsteht ein scharf begrenzter, schlecht heilender **Gewebeschaden** mit **schneller Progredienz**, starkem **Dauerschmerz** und **dekompensierter arterieller Durchblutung**. Hauptrisikofaktoren sind **Diabetes mellitus**, **Hypertonie** und **Nikotinabusus**. Gangräne treten meist an den **unteren Extremitäten** auf, vor allem an den **Endgliedern der Zehen**, den **Metatarsaleköpfchen I und V**, den **Knöcheln** und am **Fersenbein**. Man unterscheidet die **trockene** Gangrän mit harten, lederartigen, schwärzlichen Nekrosen, und die **feuchte** Gangrän, bei der bakterielle Infektionen des nekrotische Gewebe verflüssigen.

Sofortmaßnahmen/Versorgung

Die wichtigste Behandlung ist die **Beseitigung der Risikofaktoren**. Um die Mikrozirkulation zu verbessern wird eine **Hämodilution** durchgeführt.
Die Wunde wird sorgfältig **gereinigt** und **desinfiziert**. Verhärtetes Gewebe durch Alginate oder feuchte Umschläge aufweichen, nicht ablösbare Nekrosen vorsichtig exzidieren. Den Wundgrund ggf. mit Weichschaum-Kompressen oder Enzymen konditionieren, durch hydroaktive Wundverbände für ein optimales Wundklima sorgen. Bei gesicherter Durchblutung heilen die Wunden sekundär. Die Extremität muss unbedingt **ruhiggestellt** werden. Um weitere Infektionen zu verhindern, gezielt **systemisch antibiotisch** und **lokal antimykotisch** therapieren. Kommt es nicht zu einer Spontanheilung,

muss eine operative **Revaskularisation** oder ggf. eine **Sympathektomie** durchgeführt werden, um die Extremität zu erhalten.

Besondere Hinweise

Sorgfältige Fußpflege, stets trockene und saubere Haut, keine engen Schuhe und Strümpfe.

4.9 Insektenstich

Kennzeichen

Stechende, beißende oder saugende Insekten verursachen **oberflächige Bagatellverletzungen**, die nur bei Verbleiben des Stachels in der Haut oder Auftreten einer Entzündung behandelt werden müssen. Sie können aber zu bedrohlichen **allergischen Reaktionen** mit folgenden Symptomen führen: Lokale Hautreaktionen mit **großflächiger Hautrötung** und **stark juckendem Ausschlag**, meist mit **zentraler blasser Quaddel**, aber auch allgemeine Reaktionen wie **Schwindel, ödematöse Schwellungen im Hals- und Gesichtsbereich, Erbrechen, Atembeschwerden** und **Kollaps** (anaphylaktischer Schock).

Sofortmaßnahmen/ Versorgung

- Ggf. Stachel entfernen.
- Bissstelle **kalt abspülen** und mit **Umschlägen** kühlen, z. B. Chinosol-Lösung, evtl. kühlendes Gel, juckreizstillende Salbe oder Insektenstift auftragen.
- Stiche in den **Mund-Rachen-Raum** lassen die **Schleimhaut anschwellen** (Gefahr eines Glottisödems), was zum **Ersticken** führen kann. Sofort **Eiswürfel lutschen** und äußerlich mit kalten Umschlägen kühlen. **Antihistaminika, Kalzium und Kortison intravenös** verabreichen, ggf. **Intubation** oder **Tracheotomie**.
- Bei Allergie gegen Bienengift oder Anzeichen eines anaphylaktischen Schocks sofort **Schocklagerung, Kontrolle von Blutdruck, Puls** und **Atmung** und **intravenöse Verabreichung** von **Noradrenalin, Kortikoiden** und **Antihistaminika** zur Kreislaufwiederherstellung.

Besondere Hinweise

- Bei Läusebefall Behandlung mit **Insektiziden.**
- Tropische blutsaugende Insekten übertragen verschiedene **Infektionskrankheiten** wie Malaria (Anopheles-Mücke), Schlafkrankheit (Tse-Tse-Fliege), Gelbfieber (Aedes-Mücke), virale Enzephalitis und Filariose (verschiedene Mückenarten), Flecktyphus (Läuse), Leishmaniose (Sandmücken) und Pest (Rattenfloh).

4.10 Pfählungsverletzung

Kennzeichen

Tiefe Wunden mit unregelmäßigen Rändern und **schwere innere Verletzungen** durch **Eindringen eines spitzen oder stumpfen, pfahlartigen Gegenstandes in Weichteile oder Körperöffnungen**. Pfählungsverletzungen des Dammes haben meist eine Perforation der Blase und/oder des Rektums sowie Verletzungen der Genitale zur Folge. Hohe Infektionsgefahr!

Sofortmaßnahmen

- Den eingedrungenen Fremdkörper nicht entfernen, sondern sorgfältig abpolstern, längere Gegenstände evtl. vorsichtig absägen.
- Wunde steril abdecken, auf keinen Fall Druckverband anlegen!
- Sofortiger Transport in eine chirurgische Klinik.

Versorgung

- Gegenstand nur unter Operationsbereitschaft entfernen.
- Untersuchungen zur Ermittlung des Gesamtausmaßes der Verletzungen (z. B. bildgebende Verfahren, Darmspiegelung, Palpation von Vulva und Anus).
- Funktionen prüfen (z. B. deutet blutiger Urin auf Verletzung der Blase oder Harnorgane hin).
- Operative Wundversorgung in Narkose.
- Gründliches Spülen der Wunde, systemische Antibiose.
- Wunde möglichst verschließen und mit sterilem Fertigverband abdecken, ansonsten offene, feuchte Wundbehandlung.

Besondere Hinweise

- Tetanusprophylaxe,
- evtl. Breitbandantibiotikum.

4.11 Platz- und Quetschwunde

Kennzeichen

Weichteile werden durch **stumpfe Gewalt geprellt** und **gequetscht**. Die **Haut platzt auf**, da sie dem Druck nicht mehr ausweichen kann, besonders an Stellen mit wenig Weichteilpolster über den Knochen (z. B. Kopf). Die Wunden sind zerklüftet, die Wundränder klaffend, unregelmäßig, meist nekrotisch und mittelstark blutend. Kopfplatzwunden können sehr stark bluten. Es entstehen stark **schmerzende ödematöse Schwellungen** und ausgedehnte **Hämatome**. Platz- und Quetschwunden sind stark **infektionsgefährdet**.

Sofortmaßnahmen

- Blutstillung, evtl. mit Druckverband, am Kopf ggf. Tourniquet.
- Wunde mit sterilem Verband abdecken.
- Verletztes Körperteil ruhig stellen und hochlagern.
- Kalte Umschläge oder Eispackungen zur Schmerzlinderung und Abschwellung.

Versorgung

- Sorgfältiges Débridement, Entfernung aller Nekrosen.
- Unzugängliche Bereiche gründlich spülen und tamponieren.
- Große Hämatome punktieren, Drainage für ausreichenden Sekretabfluss.
- Wundverschluss und steriler Fertigverband, falls nicht möglich, offene, feuchte Wundbehandlung.
- Leichter Kompressionsverband und Ruhigstellung zur Vorbeugung einer Ödembildung.

Besondere Hinweise

- Untersuchung auf Begleitverletzungen wie Knochenschäden.
- Evtl. resorptionsfördernde Salbenverbände und Antiphlogistika.
- Infektionsprophylaxe gegen Anaerobier wie Erreger von Tetanus oder Gasbrand.

4.12 Riss- und Kratzwunde

Kennzeichen

Stark blutende, oberflächige, penetrierende oder **komplizierte Wunden** durch spitze, unregelmäßig scharfe Gegenstände mit zerrissenen, anämisch blassen oder blutigen Wundrändern. Durch die meist starke Verschmutzung besteht **hohe Infektionsgefahr**.

Sofortmaßnahmen

- Mit steriler Saugkompresse abdecken und mit leichtem Kompressionsverband fixieren.
- Starke Blutungen mit Druckverband stoppen.
- Schockbekämpfung bei ausgedehnten Verletzungen.

Versorgung

- Eventuelle Mitverletzung von Organen, großen Gefäßen oder Nerven ermitteln.
- Wenn möglich, Débridement durchführen und ggf. Wundränder glätten. Lassen sich die Wundränder spannungsfrei adaptieren, Primärnaht setzen und mit sterilem Verband abdecken. Ist ein Wundverschluss nicht möglich, Sekundärheilung anstreben, Wunde sorgfältig spülen und evtl. desinfizieren sowie mit hydroaktiver Wundauflage oder Salbenkompresse feucht halten.
- Bei tiefen Risswunden ist eine ausreichende Drainage wichtig.
- Großflächige Defekte mit Spalthauttransplantat decken.

Besondere Hinweise

- Bei starker Gewalteinwirkung können auch tiefer gelegene Strukturen verletzt sein, daher unbedingt entsprechende Untersuchungen durchführen.
- Tetanusprophylaxe.
- Evtl. Infektionsprophylaxe mit Breitbandantibiotikum.
- Bei Kratzwunden von Tieren immer antibiotische Behandlung.

4.13 Schlangenbiss

Kennzeichen

Schlangenbisse sind oft schwer zu erkennen, da sie nur zwei **feine, nah beinander liegende Stichwunden** hinterlassen, die einem Insektenstich ähneln.
Der Biss einer **Viper** (z. B. Kreuzotter oder Klapperschlange) löst durch das hämolytische Gift einen **brennenden, sich steigernden Schmerz** aus. Die **Haut** verfärbt sich **bläulich-violett**, die Weichteile schwellen **ödematös** an, die **Lymphgefäße und -knoten entzünden** sich. Weitere Symptome sind **Schwindel, Übelkeit, Steigerung der Herzfrequenz, Abfall** von **Körpertemperatur und Blutdruck**.
Das Gift der **Giftnattern** (z. B. Kobra oder Mamba) wirkt **toxisch auf das Nervensystem** mit **herabhängenden Augenlidern, Doppelsehen, schleppender Sprechweise** und **Schläfrigkeit**. Bei fehlender Behandlung kommt es zur **Atemlähmung**.

Sofortmaßnahmen

- Entsprechendes Körperteil ruhig lagern, um die Giftverteilung nicht zu beschleunigen.
- Den Blutstrom von der Bissstelle in Richtung Herz sofort durch Abbinden, ggf. Abdrücken, unterbrechen.
- Bisswunde mit einem Sauger aussaugen. Wegen Vergiftungsgefahr keinesfalls mit dem Mund!
- Schockbekämpfung.
- Sofortige ärztliche Behandlung.

Versorgung

- Passive Immunisierung durch Injektion von Schlangenserum.
- Kreislaufstabilisierung, evtl. Dialyse und künstliche Beatmung.
- Wundränder ausschneiden und steril abdecken.

Besondere Hinweise

> Da nur das spezifische Antidot wirksam ist, unbedingt die Schlangenart bestimmen. Für manche Arten gibt es ein polyvalentes Serum. Nähere Informationen bei den Vergiftungszentralen.
> Bisse von ungiftigen Schlangen entsprechen Bisswunden.

4.14 Schnittwunde

Kennzeichen

Oft klaffende, meist stark blutende Wunden von scharfen, glatten Gegenständen, die bis in tiefe Gewebeschichten reichen können. Die Wundränder sind meist glatt und der Gewebeverlust gering (☞ Abb. 54).

Sofortmaßnahmen

- Mit leichtem Druckverband die Blutung stillen, ggf. mit Wundnahtstreifen adaptieren.
- Verletztes Körperteil hochlagern.

Versorgung

- Ausmaß der Verletzung ermitteln, da auch Nerven und Gefäße mitverletzt sein können.
- Wunde mit steriler Kochsalzlösung spülen.
- Bei kleinen Wunden Adaptation der Wundränder mit Wundnahtstreifen.
- Oberflächige, saubere Wunde mit glatten Wundrändern durch Einzelknopfnaht oder intrakutane fortlaufende Naht verschließen und mit trockenem Schutzverband steril abdecken, Ruhigstellung und Hochlagerung des entsprechenden Körperteils. Die Nahtentfernung erfolgt zwischen dem 6. und 14. Tag.
- Bei tiefen Wunden evtl. durchtrennte Sehnen, Nerven und Gefäße vereinigen und subkutane Hohlräume drainieren. Wunde **locker** nähen und mit feuchtem, saugenden, leicht komprimierenden Verband abdecken, ggf. Schienenfixation und Ruhigstellung. Kontrolle der Wunde und Entfernung der Drainage nach 1–2 Tagen.
- Bei tiefen, älteren Wunden Untersuchung und Reinigung ggf. in Leitungsanästhesie. Wundverschluss erst nach 3–7 Tagen, wenn das Gewebe reizlos und abgeschwollen ist, bis dahin saugender Verband, Fixation und Hochlagerung.

Besondere Hinweise

- Bei Verdacht auf Nervenschädigung Funktionen prüfen.
- Infektionsrisiko aufgrund des Schnittgegenstandes einschätzen.
- Kein Primärverschluss bei Verdacht auf bakterielle Kontamination.
- Tetanusprophylaxe.

4.15 Schürfwunde

Kennzeichen

Oberflächige mechanische, durch die Freilegung von Nervenendigungen des Koriums sehr schmerzhafte Verletzung, die meist nur die **Epidermis** betrifft, aber **auch tiefer** reichen kann. Schürfwunden **bluten** und **sezernieren stark** und sind meist stark **verschmutzt**. Die Heilung erfolgt **narbenlos** durch Epithelisation.

Sofortmaßnahmen/Versorgung

- Eingedrungene Fremdkörper mit Bürste entfernen, um bleibende Schmutztätowierungen zu verhindern. Hierzu ist eine Lokalanästhesie notwendig.
- Reinigung und Desinfektion der Wundfläche.
- Sickerblutungen durch ein Adstringens oder Hämostyptikum stillen.
- Ggf. Antibiotika-Therapie.
- **Stark blutende Schürfwunden** mit **Salbenkompresse** oder **steriler Mullkompresse** abdecken, wobei die Wundauflage die Wunde **feucht** halten muss und nicht mit ihr verkleben darf. Mit einem

Schlauchverband, kohäsiven Gazebinden oder elastischen Fixierbinden unter leichtem Druck fixieren.
- **Leichte Schürfwunden** heilen unter dem **Schorf** besser, daher primär mit Sprüh- oder Fertigverband versorgen und danach offen behandeln.

Besondere Hinweise

- Bei sensiblen Patienten Analgesie durch Aufträufeln eines **Lokalanästhetikums.**
- Bei Infektionen mit Eitererregern Sekretabfluss sicherstellen.
- Tetanusprophylaxe.
- Spalthaut- und Reverdin-Transplantat-Entnahmestellen sind vergleichbar mit Schürfwunden und entsprechend zu versorgen.

4.16 Schusswunde

Kennzeichen

Zu den Schusswunden gehören alle Verletzungen, die durch **hohen lokalen Druck** entstanden sind (☞ Abb. 55). Man unterteilt sie in vier Kategorien:
1. Streifschuss: Das Projektil reißt eine oberflächige, rinnenförmige Wunde, durchdringt aber nicht den Körper. Verletzt werden meist nur **Weichteile**, gelegentlich aber auch **Nerven** und größere **Gefäße.** Es besteht **Infektionsgefahr,** da häufig **Fremdkörper** mit in die Wunde hineingerissen werden.
2. Durchschuss: Das Projektil **durchschlägt den Körper** und verletzt dabei meist auch **wichtige Strukturen,** an den **Extremitäten** werden oft **Knochen** verletzt (Schussbruch). Ein Durchschuss am **Stamm** hat fast immer **Verletzungen innerer Organe** zur Folge, der Schusskanal gibt Aufschluss über die betroffenen Regionen.
Glattgeschosse (z. B. Pistolen- oder Gewehrprojektile) hinterlassen eine **kleine, kreisförmige Einschusswunde,** die nur gering blutet, aber eine stark blutende, zerfetzte Ausschusswunde. **Splitter-, Spreng- oder Rauhgeschosse** (z. B. Granaten, Minen, Querschläger etc.) führen zu **ausgedehnten, tiefen Wundkanälen** mit großen, zerfetzten Gewebeanteilen. Bei beiden Geschossarten können auch benachbarte Strukturen geschädigt werden. Das Gesamtausmaß der Verletzungen kann nur durch einen **chirurgischen Eingriff oder bildgebende Verfahren** erkannt werden. Auch hier besteht erhöhte **Infektionsgefahr.**
3. Steckschuss: Das Projektil **bleibt im Körper stecken** und führt, je nach Art und Kaliber, zu mehr oder weniger schweren Verletzungen. Zu den Steckschüssen gehören auch die Schrotschüsse, bei denen viele Einschüsse dicht nebeneinander liegen und **massive Weichteilverletzungen** verursachen. Je **kürzer** hier die Schussentfernung ist, desto **gravierender** sind die Verletzungen.

4. Spritzpistolenverletzung: Hierbei werden **Flüssigkeiten wie Farbe oder kleine Partikel** durch **hohen Druck tief** in das Gewebe injiziert und bewirken dort nach einiger Zeit **Fremdkörperreaktionen** und **chronische Entzündungen mit Nekrosen**. Da die Eintrittstelle meist kaum zu erkennen ist, ist das Gesamtausmaß der Schädigung nicht sichtbar.

Sofortmaßnahmen

- Druckverband zur Blutstillung und steriler Notverband.
- Verletztes Körperteil ruhig stellen.
- Sofortige Einlieferung in eine Spezialklinik.

Versorgung

1) Streifschuss:
- Wunde mechanisch reinigen.
- Sind die Wundränder zerklüftet, Wundausschneidung und Primärheilung durch Wundverschluss.
- Wenn keine Wundausschneidung möglich ist, offene Wundbehandlung.

2) Durchschuss und Steckschuss: Operative Versorgung, d.h. Entfernen der Fremdkörper und zerstörten Gewebe sowie chirurgische Behandlung der geschädigten Organe.

3) Spritzpistolenverletzung: Gründliche Wundausschneidung, anschließend Wundverschluss und Wundverband.

Besondere Hinweise

Bei jeder Schussverletzung:
- Infektionsprophylaxe,
- Tetanusprophylaxe,
- Dokumentation des Schusskanals und eventueller Schmauchspuren durch Fotos sowie Sicherstellung des Projektils aus forensischen Gründen.

4.17 Stichwunde

Kennzeichen

Meist kleine oberflächige, nur gering blutende Wunde mit glatten oder unregelmäßigen Wundrändern, die aber **oft sehr tief reicht** und **schlecht übersehbar** ist. Es besteht eine hohe **Infektionsgefahr.**

Sofortmaßnahmen

- Gegenstand unbedingt in der Wunde belassen, ggf. abpolstern.
- Steriler Verband, bei Bedarf Druckverband.
- Ruhigstellung.

Versorgung

- Gegenstand nur unter **Operationsbereitschaft** entfernen, wenn Verdacht auf Läsionen großer Gefäß- oder Nervenstämme oder Eröffnung von Körperhöhlen besteht.
- Gesamtausmaß der Verletzungen durch sorgfältige klinische Untersuchung ermitteln. Bei Stichverletzungen im **Thoraxbereich** unbedingt **Röntgen**, im **Bauchbereich Laparotomie** durchführen.

- Sondieren des Stichkanals unter Lokalanästhesie.
- Wunde ausschneiden und spülen.
- Wunde nur verschließen, wenn kein Infektionsverdacht besteht, dabei für gute Drainage sorgen.
- Kann die Wunde nicht verschlossen werden, steril abdecken und ruhig stellen, Wunde täglich kontrollieren.
- Ggf. Antibiotikaprophylaxe.

Besondere Hinweise

- Tetanusprophylaxe.
- Liegt möglicherweise Fremdverschulden vor, Stichkanal dokumentieren und Gegenstand sicherstellen.
- Wurde die Stichwunde durch **benutzte medizinische Instrumente** verursacht, besteht die Gefahr einer **HIV- oder Hepatitis-Infektion.** Unbedingt serologischen Status ermitteln!

4.18 Strahlenschaden

Kennzeichen

Ionisierende Strahlen (Röntgen-, α-, β- oder γ-Strahlen) **verändern** bei genügend hoher Dosis oder langer Einwirkzeit die **Zellstrukturen** und führen über **Zellteilungsstörungen** und **Beeinträchtigungen der Zellmembranfunktion** und der **Enzymaktivitäten** zum **Zelltod.** Es entstehen **Hautläsionen**, die sich zu **malignen Hauttumoren** entwickeln können. Die Gewebeveränderungen bei Strahlenschäden sind mit denen bei Verbrennungen vergleichbar und werden in vier Schweregrade eingeteilt:

Schweregrade

1. Früherythem: Die Veränderungen (leichte Hautrötung, lokaler Haarausfall, geringe Hyperpigmentierung und Abschuppung der Haut) **müssen nicht behandelt werden** und sind voll **reversibel.**
2. Dermatitis erythematodes: Strahlendosen ab 6 Gy (= 600 rd) führen oft **erst nach Wochen** zu akuten **Hautentzündungen, Ödemen, Spannungsgefühl** und **Schmerzen.** Vorübergehender Haarausfall und Hyperpigmentierung sind die Spätfolgen.
3. Dermatitis bullosa: Ab einer Dosis von 8–10 Gy treten **Verbrennungen 2. Grades, massive Erytheme** und **Blasenbildung** auf. Die Kapillaren werden geschädigt, die Haut wird atrophisch. Die Hautanhangsgebilde regenerieren nicht mehr spontan.
4. Dermatitis gangraenosa: Noch höhere Strahlendosen machen das **Gewebe nekrotisch**, es entsteht ein sehr schlecht heilender **Strahlenulcus.**

Sofortmaßnahmen

- Sterile Abdeckung der Wunden.
- Blasen keinesfalls eröffnen.

Versorgung

- Bei Läsionen 1. und 2. Grades kühlendes Gel auftragen.
- Nekrosen ausschneiden, Wunde verschließen und ruhig stellen.

- Bei größeren Schädigungen chirurgisches Débridement und/oder Wundkonditionierung durchführen und Defekt mit Voll- oder Spalthauttransplantat decken.

Besondere Hinweise

Vorsorgeuntersuchungen auf maligne Tumoren.

4.19 Ulcus cruris venosum

Kennzeichen

Venöse Beingeschwüre sind oft **schmierig belegte, superinfizierte, progredient nekrotische Hautdefekte**. Sie entstehen durch eine massive **Abflussstörung des Venensystems**, in der Regel als Folge einer **Klappeninsuffizienz** bei **sekundärer Varikose** oder **postthrombotischen Gefäßverschlüssen**. Die Haut wird nicht mehr ausreichend ver- und entsorgt, so dass schon kleine Verletzungen zu schwer heilenden Ulzerationen werden. Sie sind kennzeichnend für das Stadium III der chronisch venösen Insuffizienz und treten **meist oberhalb des Knöchels** auf. Die wichtigste Voraussetzung für das Abheilen eines Ulcus cruris ist die Beseitigung der venösen Abflussstörung.

Sofortmaßnahmen/ Versorgung

- Anlegen eines Kompressionsverbandes, um den venösen Rückstrom zu fördern. Gleichzeitige Bewegungstherapie unterstützt die Wirkung.
- Bei fortgeschrittenen Ulzera ist eine chirurgische Intervention erforderlich, bei der der insuffiziente Venenabschnitt korrigiert bzw. entfernt wird (Veröden, Stripping) und das nekrotische Gewebe abgetragen und mit Spalthaut oder Reverdin-Plastik gedeckt wird.
- Die Wundversorgung erfolgt anfangs durch tägliche Reinigung, entweder chirurgisch, enzymatisch oder – bei stark sezernierenden Wunden – mit Weichschaum-Kompressen oder hydroaktiven Wundtamponaden. Danach wird die Wunde mit einer dünnen hydroaktiven Wundauflage abgedeckt und ein Kompressionsverband angelegt.
- Sobald die Wunde sauber ist, wird sie nur noch mit einem hydroaktiven Verband abgedeckt, der nach Einsetzen der Epithelisierung nur noch alle paar Tage gewechselt werden muss.

Besondere Hinweise

- Einsatz von Antibiotika nur nach Erregerbestimmung.
- Auch nach Abheilen des Ulcus ist die Kompressionstherapie fortzuführen.

4.20 Verätzung

Kennzeichen

Säuren und Laugen **verätzen das Gewebe** unterschiedlich stark, je nach Konzentration, pH-Wert und Dauer des Hautkontakts. Es können tiefe, stark schmerzende Wunden entstehen, die nur schlecht heilen. Verätzungen sind Verbrennungen sehr ähnlich und werden nach den Hitzeschäden in drei Grade eingeteilt:

Schweregrade

1. Grad: Rötung,
2. Grad: Blasenbildung,
3. Grad: Verschorfung.

Laugenverätzungen verflüssigen das Gewebe unter **Aufquellung,** gehen weit in die Tiefe, sind schmierig-weiß belegt und entsprechen einer **Kolliquationsnekrose. Säuren** führen zur Bildung eines **festen, trockenen Schorfs** (Koagulationsnekrose) durch die **Denaturierung** der Gewebebestandteile. Die Farbe des Schorfs ist abhängig von der Art der Säure (weiß = Salzsäure, schwarz = Schwefelsäure, gelb = Salpetersäure).

Sofortmaßnahmen

- Neutralisation der schädigenden Substanz: **Laugenverätzungen** mit leichten Säuren wie Essig- oder Zitronensäure spülen, **Säureverätzungen** mit milden Laugen wie Natriumbikarbonatlösung. Verätzungen der Augen dürfen grundsätzlich nur mit klarem Wasser gespült werden!
- Kontrolle der Atemwege bei Verätzungen im Gesicht.
- Wunden mit sterilem Verband abdecken und ruhig stellen.

Versorgung

- Verätzungen 1. Grades müssen nicht behandelt, aber **beobachtet** werden.
- Schädigungen 2. Grades **reinigen** und **steril abdecken.**
- Bei hochgradigen Verätzungen **Nekrosen ausschneiden** und **Sekundärheilung** anstreben (☞ Verbrennung).
- Die Abbauprodukte können **Leber** und **Nieren schädigen,** daher Serum- und Urinparameter überwachen.

Besondere Hinweise

- Tetanusschutz.
- Parenterale Antibiotikagabe bei ausgedehnten Verätzungen.

4.21 Verbrennung

Kennzeichen

Temperaturen von 50–60°C führen bei entsprechend langer Einwirkzeit zu einer **bleibenden Gewebeschädigung** mit **Koagulationsnekrosen** der oberen Hautschichten. Ausgedehnte Verbrennungen haben zudem einen **Verbrennungsschock** und einen **massiven Ei-**

weiß- und Flüssigkeitsverlust zur Folge. Weiterhin kann es zu einer **Vergiftung** durch die **Eiweißzerfallsprodukte** kommen. Stellen die Nieren dadurch ihre Arbeit ein (Anurie), kommt es zum Tod.

Die Tiefe der Schädigung ist maßgeblich für die Einteilung in die verschiedenen Schweregrade:

Schweregrade

1. Grad: Geschädigt sind nur die **obersten Schichten der Epidermis** mit Rötung, Schwellung, Spannungsgefühl und Schmerzen. Die Epidermis **regeneriert spontan**, es bleiben keine Narben zurück.
2. Grad: Die **Koagulation** und **Verschorfung** reicht bis in die **Dermis**. Durch Austritt von seröser Flüssigkeit entstehen **Brandblasen**, die stark schmerzen (☞ Abb. 56). Der Wundgrund ist **feucht** und **stark infektionsgefährdet**. Spontane Heilung von intakten Hautanhangsgebilden ausgehend.
3. Grad: **Alle** Hautschichten sind **nekrotisch**, die **Nerven und Gefäße sind zerstört**, so dass **keine Sensibilität** mehr vorhanden ist und die Wunden nicht bluten und nicht schmerzen. Der Wundgrund ist trocken, schwarz verkohlt oder weißlich verschorft.
4. Grad: Auch **Muskeln** und **Knochen** sind verkohlt, es ist **keine Spontanheilung** mehr möglich.

Auch die flächige Ausdehnung der Wunde ist ausschlaggebend für die Prognose. Die **Neuner-Regel** hilft bei der Berechnung der prozentualen Schädigung.

Sofortmaßnahmen

- Kleidung entfernen.
- Viel **kaltes Wasser** (15–20°C) mindestens 15 Minuten lang über die Wunde laufen lassen.
- Brandblasen können eröffnet werden, keine Cremes oder Salben auftragen.
- Wundflächen steril abdecken, evtl. mit metallbedampften Vliesen.
- Wenn nötig, Intubation und Beatmung. Vorsicht: Gefahr des Inhalationstraumas bei Verbrennungen im Kopf-Hals-Bereich!
- Elektrolytlösung zur Vorbeugung eines Volumenmangelschocks.
- Analgesie bei starken Schmerzen (5–10 mg Morphin i.v.).
- Bei ausgedehnten Verbrennungen (mehr als 10% der Körperoberfläche bei Erwachsenen und 5% bei Kindern) sowie bei Säuglingen und Kleinkindern mit Verbrennungen sofortiger Hubschraubertransport in eine Spezialklinik!

Versorgung

- Bei Verbrennungen 1. Grades reichen kühlende Salben oder Gele aus.
- Blasen unter aseptischen Bedingungen punktieren und mit hydroaktivem Wundverband abdecken. Blasenhaut keinesfalls entfernen.
- Mechanische Reinigung der Wundflächen und Spülung mit Ringer-Lösung.
- **Nekrotisches Gewebe entfernen**, abhängig von Ausmaß und Lokalisation chirurgisch, durch chemisches oder enzymatisches Débridement oder mit speziellen Schaumstoffverbänden. Wunde danach möglichst verschließen, mit sterilem, nicht wundverkleben-

dem Verband oder Salbenkompresse abdecken und mit Polyurethanfolie fixieren. Die weitere Versorgung mit hydroaktiven Wundverbänden der entsprechenden Heilungsphase anpassen.

- Die **Defektdeckung** erfolgt am besten mit autogenen Voll- oder Spalthauttransplantaten. Um eine Kontamination und Austrocknung zu verhindern, kann vorübergehend ein xenogener oder alloplastischer Hautersatz verwendet werden.
- **Infektionsprophylaxe** mit Salbenbehandlung (z. B. Cernitrat-Silbersulfadiazin) oder Gerbung mit PVP-Iod.
- **Kompressionstherapie** mit maßgefertigten Spezialbandagen zur Verhinderung hypertropher Narben und Keloide.

4.22 Zeckenbiss

Kennzeichen

Juckreiz und Ausbildung einer Quaddel mit zentralem Nekrosezentrum (☞ Abb. 57).

Sofortmaßnahmen/ Versorgung

- **Keinesfalls** die Zecke aus der Haut **reißen**, da Teile des Kopfes stecken bleiben können und so die Gefahr einer Granulombildung besteht.
- Zecke für 10–15 Minuten mit **Klebstoff** oder **Nagellack bedecken** oder einen Wattebausch, der mit alkoholischer Lösung getränkt ist, aufdrücken. Die Zecke droht zu ersticken und lässt los, so dass sie **vorsichtig herausgezogen** werden kann.

Besondere Hinweise

- Zecken können **pathogene Erreger** wie Arboviren und Borrelien **übertragen**, die z. B. **Frühsommer-Meningoenzephalitis** (FSME) und **Borreliose** auslösen.
- Die **FSME** greift das **zentrale Nervensystem** an und schädigt es z. T. **irreversibel.** Symptome sind **hohes Fieber, Hirnhautentzündung** und **Lähmungen.** Da FSME nicht gezielt behandelt werden kann, empfiehlt sich in Endemiegebieten die **aktive Immunisierung.** Eine **passive Immunisierung** nach einem Zeckenbiss ist **innerhalb von 48 Stunden** möglich.
- Die **Borreliose** verläuft in mehreren Stadien. Erstes Anzeichen der Erkrankung ist ein **ringförmiges Erythem,** das von der Bissstelle ausgeht und entweder **spontan abheilt** oder **wochenlang wandert** (Erythema migrans). Nach der hämatogenen Streuung treten **Muskel- und Gelenkschmerzen, allgemeines Krankheitsgefühl** und **multiple Erytheme** auf. Im Anschluss an die Generalisationsphase kommt es zu **Neuritis, Enzephalitis, Myelitis** und **Arthritiden** mit **nachweisbaren Antikörpern** im Serum. Durch die **parenterale** Verabreichung von **hochdosiertem Penicillin** über 2–3 Wochen heilt die Infektion ohne Spätfolgen aus.

5 Checkliste Verbandwechsel

Diese Checkliste soll einen kurzen Überblick über die gängigsten Verbandwechsel geben. Sie ersetzt kein Lehrbuch und soll in erster Linie dazu dienen, kurz vor der Visite Sicherheit zu gewinnen und den Adrenalinspiegel zu senken!
Der Verbandwechsel und die Verbandpflege der Drainageein- und -austrittsstellen sind regelmäßig zu verbinden und auf Entzündungszeichen zu achten. Ein „Schema F" lässt sich nicht erstellen. Individuell muss die Häufigkeit des Verbandwechsels an die Art und Lokalisation der zu versorgenden Wunde/Punktionsstelle angepasst werden.

5.1 Braunülen

Indikation:
Intravenöse Applikation von Medikamenten oder Infusionen, zur Blutentnahme.

Vorbereitung

- Patienten auf die Punktion vorbereiten.
- Zurechtlegen der Materialien:
  - Desinfektionsmittel
  - Staubinde
  - (sterile) Tupfer
  - steriles Pflaster (transparent)
  - Pflasterstreifen
  - 2 Braunülen, falls der erste Versuch misslingt
  - Verschlussstopfen / Infusion o.ä.
  - Abwurf für Kanülen.
- Geeignete Venen auswählen.

Durchführung

- Stauung, ggf. Rasur
- Großzügige und ausreichende Desinfektion (Einwirkzeit beachten!).
- Haut mit einer Hand spannen und fixieren.

- Punktion der Vene mit 45°C Neigung (korrekte Lage der Plastikkanüle wird am zurückfließenden Blut erkannt).
- Vorschieben der Plastikkanüle; dabei wird die Punktionsnadel festgehalten.
- Stauschlauch lösen.
- Spülen der Plastikkanüle oder Infusion anschließen.
- Aufbringen eines sterilen Pflasters auf die Punktionsstelle.
- Fixieren der Braunüle nach Bedarf mittels Pflasterstreifen.
- Umwickeln der Braunüle zum Schutz mit einer Binde.

Nachsorge

- Täglich Inspektion der Umgebung der Einstichstelle.
- Braunüle sollte nicht länger als 3, maximal 4 Tage liegen.
- Klagt der Patient über Schmerzen im Punktionsgebiet oder ist gar eine Rötung zu sehen, muss die Kanüle entfernt werden.
- Zum Entfernen Umgebung gut desinfizieren.
- Vorsichtiges und gefühlvolles (!) Entfernen der Pflasterstreifen.
- Einstichstelle mit einem (sterilen) Tupfer abdecken und die Kanüle herausziehen.
- Tupfer zur Kompression gut festkleben.
- Bei Vorliegen von Entzündungszeichen:
  - Extremität hoch- und ruhig lagern
  - feuchte Alkoholumschläge
  - bei Bedarf Heparinsalbe
  - auf die Einstichstelle kann PVJ-Salbe aufgebracht werden.

5.2 Zentrale Venenverweilkanüle (ZVK)

Indikation:
längerdauernde intravenöse Applikation von Medikamenten oder Infusionen, künstliche Ernährung, zur Blutentnahme, Zugang peripher über V. basilica und V. femoralis, zentral über V. subclavia, V. jugularis interna oder V. jugularis externa möglich.

Vorbereitung

- Patienten auf die Punktion vorbereiten, evtl. vorher zur Toilette schicken.
- Störende Bekleidung entfernen, Patient lagern.
- Bett in Arbeitshöhe, Kopf tief lagern.
- Wasserdichte Unterlage
- Infusion richten
- Desinfektion der Punktionsstelle und der Hände.
- Materialien auf sterilem Abdecktuch richten:
  - gewünschten Venenkatheter
  - Lanzette

- Spritze mit 10 ml steriler NaCl 0,9%-Lösung
- Lokalanästhetikum
- sterile Handschuhe
- Mundschutz
- sterile Kompressen
- Pflasterstreifen, steriles Pflaster.

Durchführung (der Katheter wird unter sterilen Bedingungen gelegt)

- Erneute Hautdesinfektion
- Lokalanästhesie
- Punktion der Vene, Vorschieben des Katheters über Mandrin
- Infusion anschließen
- Steriles Pflaster direkt auf die Punktionsstelle.
- Mit Pflasterstreifen Katheter fixieren, transparenter Wundverband.
- Katheter und Infusionsschlauch spannungsfrei fixieren.
- Lagekontrolle durch Röntgenaufnahme des Thorax, ggf. Lagekorrektur.

Nachsorge

- Tropfgeschwindigkeit kontrollieren.
- Damit der ZVK nicht verstopft, muss immer Flüssigkeit einlaufen.
- Der ZVK liegt länger als eine periphere Venenverweilkanüle, deshalb muss die Eintrittstelle regelmäßig inspiziert und verbunden werden:
  - Kontrolle auf Infektionszeichen in der Punktionsumgebung
  - Desinfektion.
- Beim Entfernen des ZVK gilt das unter „Braunülen" Genannte.
- Zusätzlich ist zu kontrollieren, ob der komplette ZVK entfernt wurde. Dies erkennt man an der markierten Spitze. Wichtig: Dokumentation der kompletten Entfernung.

5.3 Dekubitus

Der Verbandwechsel eines Dekubitus ist sehr umfangreich. Allerdings kann durch die kontinuierliche Pflege der Dekubitus zum Abheilen gebracht werden.

Vorbereitung

- Patienten über den anstehenden Verbandwechsel informieren.
- Platz schaffen!
- Da es sich bei Dekubituspatienten in den meisten Fällen um immobile, bettlägerige Patienten handelt, müssen sie entsprechend gut gelagert werden.

- Großen Abwurf bereithalten.
- Zurechtlegen des neuen Verbandmaterials und der Hilfsmittel:
  - 2 sterile Pinzetten
  - ausreichend physiologische Kochsalzlösung oder Ringerlösung zur Wundspülung (mindestens 100 ml) mit entsprechendem Ansatz
  - sterile Spritze mit Knopfkanüle
  - wasserdichte Unterlage
  - Schutzkittel
  - Wundbenzin
  - Verbandmaterial wie bei letztem Verbandwechsel (in der Regel Hydrokolloidverbände, Alginat)
  - ausreichend sterile Kompressen
  - sterile Handschuhe
  - unsterile Handschuhe.

Durchführung

- Ggf. Kopfhaube und Gesichtsmaske anlegen.
- Hygienische Händedesinfektion.
- Unsterile Handschuhe anziehen.
- Verband bis auf die Wundauflage entfernen, umliegende Haut mit Waschbenzin von Kleberesten reinigen, Verband und Handschuhe abwerfen.
- Sterile Handschuhe anziehen, Wundauflage mit steriler Pinzette entfernen, Pinzette nach Gebrauch ablegen.
- Wunde gründlich reinigen, ausspülen, mit Knopfkanüle Wundtaschen ausgiebig spülen, ggf. Débridement; Desinfektion.
- Mit neuer steriler Pinzette Verband aufbringen, ggf. vorher Material zur enzymatischen Wundreinigung aufbringen.
- Wundhöhle mit Verbandmaterial auffüllen, saugfähige Wundauflage aufbringen.
- Handschuhe ausziehen und entsorgen.
- Wundabdeckung gut fixieren.

Nachsorge

- Wunde beobachten.
- Schlägt der Verband durch und/oder ist die Wundabdeckung feucht, können zusätzlich Bakterien in das Wundgebiet einwandern. In diesem Fall ist der Verband erneut zu wechseln.
- Der milchige Beschlag bei Hydrokolloidverbänden ist ein Hinweis, dass der Verband das Wundsekret aufnimmt. Dabei quillt der Verband noch zusätzlich auf. Das ist korrekt und richtig!
- Tritt Sekret aus den Rändern des Hydrokolloidverbandes aus, ist die Aufnahmekapazität des Verbandes erschöpft und er muss gewechselt werden.
- Bei Bedarf kann noch ein saugfähiger Verband auf den Hydrokolloidverband aufgebracht werden. Dadurch lösen sich die

Ränder des Hydrokolloidverbandes nicht so schnell ab, auch kann der Verband an den Extremitäten mit einer elastischen Binde fixiert werden (Cave: Durchblutungsstörungen).
- Beim Verbandwechsel kann ein gelbliches, unangenehm riechendes Sekret in der Wunde zurückbleiben. Nicht mit Eiter verwechseln!
- Bei stark sezernierenden Wunden sind zu Beginn einer Behandlung täglich mehrere Verbandwechsel notwendig. In der Epithelisierungsphase kann dann allerdings ein Verbandwechsel pro Woche ausreichend sein.

5.4 Ulcus cruris

Bei einem Ulcus cruris muss zu dem Wundverband ein Kompressionsverband angelegt werden. Wechsel des Wundverbandes wie bei Dekubitus, Kompressionsverband wie folgt:

Vorbereitung

- Patienten über anstehenden Verbandwechsel informieren.
- Elastische Kurzzugbinden verwenden.
- Unterschiedliche Breiten der Kurzzugbinden an unterschiedlichen Körperstellen verwenden:
  - 8 cm Breite: Fuß und Fußgelenk
  - 8–10 cm Breite: Unterschenkel
  - 10–12 cm Breite: Knie und Oberschenkel.
- Unterpolsterung verwenden.

Durchführung

- Vor Anbringen des Kompressionsverbandes Wundverband wechseln.
- Kompressionspolster auf den Verband anbringen, falls nötig, mit Mullbinde fixieren.
- Kompressionsverband anlegen, dabei soll die Extremität höher als das Herz sein (Leerung der Venen).

Nachsorge

- Periphere Durchblutung, Sensibilität und Motorik regelmäßig prüfen.
- Ist der Verband zu fest gewickelt oder nur bis zum Unterschenkel, kann es zu Abschnürungen und Sensibilitätsstörungen kommen.
- Sich lösende oder unsauber gewickelte Verbände müssen wegen o.g. baldmöglichst erneuert werden.

5.5 Kompressionsverband

Physikalische Wirkungsweisen

Die Basis jeder Ulcus cruris-Behandlung ist der Kompressionsverband. Ohne eine effektive Kompression heilt das Ulcus nicht ab. Durch die Kompression

- werden die suprafaszialen Venen eingeengt; dies bewirkt in der Folge eine Wiederherstellung der Klappenfunktion,
- wird der Gewebedruck gesteigert; durch diesen erhöhten Druck wird die Gewebeflüssigkeit in der Endstrombahn und in den Lymphgefäßen besser resorbiert,
- wird eine Verstärkung der Faszie als Widerlager für die Muskulatur erreicht; dadurch wird die Muskelpumpe verbessert.

Indikationen

Dies sind nur einige der physikalischen Wirkungen, die durch Kompressionsverbände erreicht werden. Komprimierende Maßnahmen sind bei den nachfolgenden Erkrankungen angezeigt bei:

- allen Krankheitszuständen mit Ödemneigung,
- tiefen Beinvenenthrombosen,
- einer Thrombophlebitis,
- Ulcus cruris venosum,
- einem postthrombotischen Syndrom,
- primärer Varikosis.

Seine volle Leistung kann der Kompressionsverband jedoch erst bei körperlicher Bewegung erbringen.

5.5.1 Bindenmaterialien

Es kann nicht jede Binde für jede Erkrankung oder zu jedem Zeitpunkt der Erkrankung eingesetzt werden. Die Binden sind unterschiedlich dehnbar. Für unterschiedliche Erkrankungen werden auch unterschiedlich dehnbare Binden eingesetzt. Den Unterschied erkennt man am differierenden Kraft-Dehnungs-Verhalten, das sich mit dem Quotienten aus Arbeitsdruck und Ruhedruck beschreiben lässt.

Physikalische Grundlagen

Kurz ein wenig Physik, um den Grundgedanken eines Kompressionsverbandes zu verstehen:
Als **Arbeitsdruck** wird der Widerstand bezeichnet, den der Verband der Ausdehnung der Muskulatur bei der Muskelkontraktion entgegensetzt. Er wird immer an einer sich bewegenden Extremität gemessen und ist um so höher, je weniger sich das Bindenmaterial dehnen lässt.
Als **Ruhedruck** wird der Druck bezeichnet, der zum Dehnen der Binde beim Anlegen aufzuwenden ist. Im Prinzip ist das nichts anderes als der Anlegedruck. Zusätzlich muss noch die Rückstellkraft der Binde hinzugezählt werden, die sich aus den eingewobenen

elastischen Fasern ergibt. Der Ruhedruck wird an der unbewegten Extremität gemessen. Er ist um so niedriger, je weniger dehnbar das Bindenmaterial ist.
Somit ist ein Material, das einen hohen Arbeitsdruck und einen niedrigen Ruhedruck erzeugt, am besten für die Unterstützung der Muskelpumpe geeignet.
Mit diesem Wissen lassen sich die einzelnen Kompressionsverbände einteilen in:

Einteilung

- unnachgiebige Verbände mit dem höchsten Arbeitsdruck und niedrigstem Ruhedruck; dies sind die **Zinkleimbinden.**
- wenig dehnbare Verbände mit hohem Arbeitsdruck und niedrigem Ruhedruck; dies sind die in der Klinik gängigen **Kurzzugbinden.**
- gut dehnbare Verbände mit relativ niedrigem Arbeitsdruck und hohem Ruhedruck; hierzu zählen die **Langzugbinden.**

Hieraus lässt sich erkennen, dass für die Akutbehandlung die Langzugbinden nicht geeignet sind. Sie spielen ihre Stärken nach der Akutbehandlung als Stütz- oder Entlastungsverbände aus. In der akuten Phase kommen immer Zinkleimbinden oder Kurzzugbinden zum Einsatz. Nach Ablauf der akuten Phase, wenn die Ödeme zurückgegangen sind und das Ulcus abgeheilt ist, werden individuell angepasste Kompressionsstrümpfe verordnet.

5.5.2 Die einzelnen Kompressionsverbände in der Übersicht

Einteilung

Zinkleimbinden sind völlig unelastisch, geben nicht nach und können der Muskulatur von allen Verbandmaterialien den größten Widerstand entgegensetzen. Der Arbeitsdruck ist hoch. Als Folge dieses hohen Drucks wird die Extremität rasch entstaut. Soll ein stark geschwollenes Bein rasch entstaut werden und hat sich das Ödem hartnäckig den bisherigen Kurzzugbinden widersetzt, werden diese Verbände eingesetzt. Da bei einem gleichzeitig bestehenden Ulcus oftmals ein täglicher Verbandwechsel notwendig ist, wird dies durch die Zinkleimverbände erheblich erschwert. Ggf. ist jedoch zuerst eine schnelle Entstauung durch den Zinkleimverband anzustreben, anschließend kann mit der Wundreinigung begonnen werden.

Zinkleimbinden

Kurzzugbinden sind nur gering dehnbar. Die Folge ist ein hoher Arbeitsdruck mit niedrigem Ruhedruck. Die Wirkungsweise der Kurzzugbinden entspricht in etwa den Zinkleimverbänden, die Effizienz ist allerdings nicht ganz entsprechend. Da sich die Kurzzugbinden den Veränderungen des Beinumfangs bei abschwellenden Maßnahmen gut anpassen, können sie etwa drei Tage liegen bleiben. Es sind die „Universalbinden“ zur Behandlung der chronischen venösen Insuffizienz. Sie sind anwendbar von der Einleitung der

Behandlung oder deren Fortführung bis zur vollständigen Entstauung und Epithelisierung eines Ulcus.

Langzugbinden schmiegen sich durch höchste Dehnbarkeit (bis zu über 130% der ursprünglichen Länge) der Beinform an und sorgen für eine Kompression der oberflächlichen Venen. Sie sind sowohl für die Nachbehandlung nach Abklingen der akuten Beschwerden als auch zur Erhaltungstherapie geeignet. Langzugbinden müssen vom Patienten nachts oder bei längeren Ruhepausen abgenommen werden, da sonst die feinen Hautblutgefäße zu sehr komprimiert werden.

Langzugbinden

Allgemeine Grundsätze zur Anlegetechnik

Nur durch das Anlegen eines Kompressionsverbandes werden die Beine nicht entstaut. Erst durch die aktive Bewegung, der so genannten **Muskelpumpe**, wird das Bein entstaut. Empfehlenswert ist daher eine ambulante Behandlung. Ebenso ist Bettruhe des Patienten zu vermeiden. Langes Sitzen ist jedoch noch ungünstiger als Liegen.

Langzugbinden

Es gibt eine Vielzahl von individuellen Verbandstechniken, meist mit Eigennamen belegt, die genaue Angaben zur Vorgehensweise machen. Unabhängig hiervon sollten wesentliche Prinzipien beim Anlegen eines Kompressionsverbandes beachtet werden.

Beim Anlegen des Verbandes ist Folgendes zu beachten:

- Der Verband sollte möglichst nur bei einer Sprunggelenkstellung im Winkel von 90° angelegt werden.
- Die Ferse wird mit eingebunden.
- Der Verband deckt die Zehengrundgelenke mit ab.
- Der Unterschenkelkompressionsverband (zwei Binden) wird bis zum Fibulaköpfchen, der Oberschenkelkompressionsverband bis zum proximalen Oberschenkel ausgeführt.
- Der Druck des Verbandes nimmt von distal nach proximal ab.
- Der Verband darf weder Druckstellen, Schürffurchen noch Schmerzen verursachen.
- Das Material und die Anlegetechnik müssen der jeweiligen Krankheit (wie Ulcus, Stauungsdermatose etc.) angepasst werden.
- Zur Vermeidung von Druckstellen muss gegebenenfalls lokal aufgepolstert oder unterpolstert werden.
- Ein guter Verband soll das Bein allseitig fest umschließen.

Einen Kompressionsverband korrekt anzulegen ist nicht leicht. Immer gilt, dass sich der Verband dem Bein anpassen muss, nicht umgekehrt. Vor dem Anlegen des Verbandes sollte der Patient informiert werden. Damit der venöse Blutstau beseitigt wird, ist die betroffene Extremität für einige Minuten hochzuhalten oder für ca.

20 Minuten hochzulegen, ggf. herzwärts auszustreichen. Damit sich der Verband der Beinanatomie gut anpasst, sollte die Binde immer straff gespannt sein und an das Bein anmodelliert werden. Dies wird aber nur erreicht, wenn beide Bindenkanten immer gleich stark angespannt werden. Schwierig aber wichtig ist das Einbinden der Ferse in Mittelstellung des Sprunggelenkes von 90 Grad. Damit in diesem schwierig zu wickelnden Bereich der Kompressionsverband faltenfrei angelegt werden kann, sollten Binden mit 8 oder 10 cm Breite verwendet werden.
Das Knie ist der nächste schwierige Bereich. Hier sollte das Fibulaköpfchen mit eingeschlossen werden. Ein Aufwerfen des Verbandes in der Kniekehle wird durch rechtwinkliges Abbeugen des Unterschenkels erzielt.
Knochenvorsprünge (Knöchel) oder Kanten über dem Schienbein und der Achillessehne sollen seitlich gepolstert werden, um den lokalen Andruck herabzusetzen.
Damit der angelegte Kompressionsverband besser hält, wird über die erste Bindenlage eine zweite in entgegengesetzter Ablaufrichtung gelegt.

Hinweis

Fragen Sie den Patienten nach Anlegen des Verbandes, ob der Verband angenehm zu tragen ist und die Schmerzen bzw. das Druckgefühl nachgelassen haben. Bei einem gut sitzenden Verband wird er diese Fragen bejahen. Verstärken sich die Schmerzen oder treten an anderer Stelle gar neue auf, muss der Verband erneuert werden.

6 Weiterführende Literatur

Für interessierte Leserinnen und Leser sind nachfolgend noch einige Bücher aufgeführt, die mir bei der Arbeit zu diesem Buch geholfen haben. Sie sind geeignet, ein bestimmtes Thema noch intensiver nachzuarbeiten. Die Aufstellung ist bei weitem nicht komplett.

Asmussen, Peter D. / Söllner, Brigitte: Tutorial medical,
Band 1, Die Prinzipien der Wundheilung
Hippokrates Verlag, Stuttgart

Asmussen, Peter D. / Söllner, Brigitte: Tutorial medical,
Band 2, Wundmanagement – Prinzipien und Praxis
Hippokrates Verlag, Stuttgart

Kennedy, Robert / Berry, David: Taping im Sport
Meyer und Meyer-Verlag, Aachen

Knapp, Ulrich / Hansis, Martin L.: Die Wunde
Thieme Verlag, Stuttgart

Montag, Hans Jürgen / Asmussen, Peter D.: Taping-Seminar
Spitta Verlag, Balingen

Riedel, Erwin / Triebsch, Wolfgang / Sedlarik, Karel M.: Verbandstoff-Fibel. Herstellung, Beschaffenheit und Anwendung
Wissenschaftliche Verlagsges., Stuttgart

Stenger, Ernst / Eibl-Eibesfeldt, Bernolf / Kessler, Sigurd: Verbandlehre (Lernmaterialien)
Urban & Fischer-Verlag, München

Wilson, Friedlinde / Kohm, Baldur: Verbandmittel, Krankenpflegeartikel, Medizinprodukte (Bd. 6) (Lernmaterialien)
Dt. Apotheker Verlag, Stuttgart

Spezielle Literatur (Zeitschriften/Magazine) zu einzelnen Erkrankungen und deren Behandlung (z. B. Ulcus cruris, Verbrennungen etc.) gibt es bei:
M & S Redaktions- und Vertriebsservice
M. Lilienkamp
Birkenweg 19a
21683 Stade
Tel. 04146 / 6328
Fax: 04146 / 930065
eMail: MLilienkamp@t-online.de

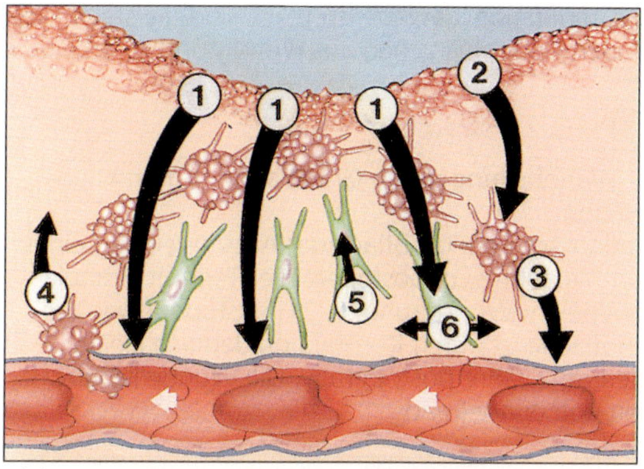

Abb. 1a

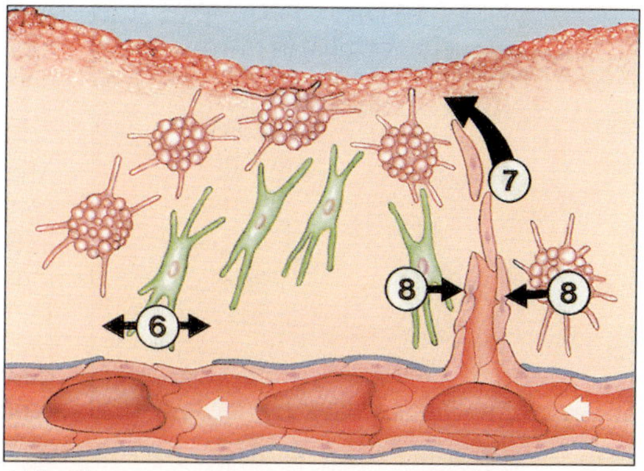

Abb. 1b

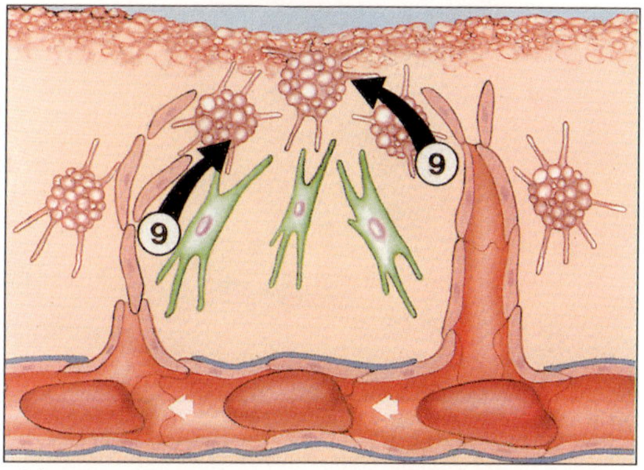

Abb. 1c

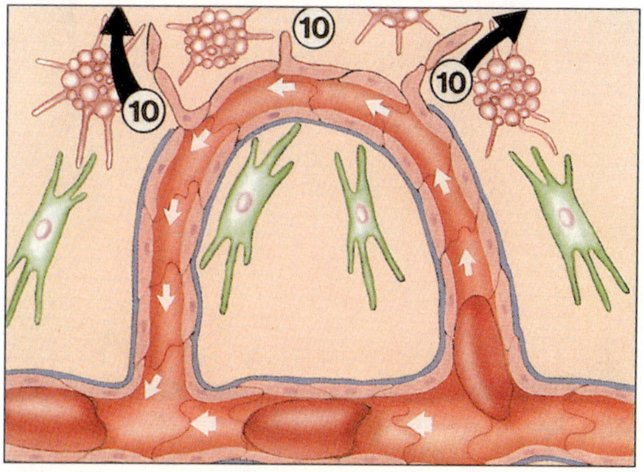

Abb. 1d

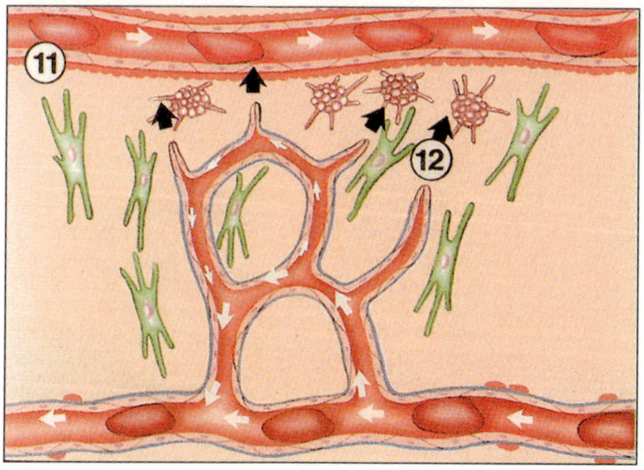

Abb. 1e

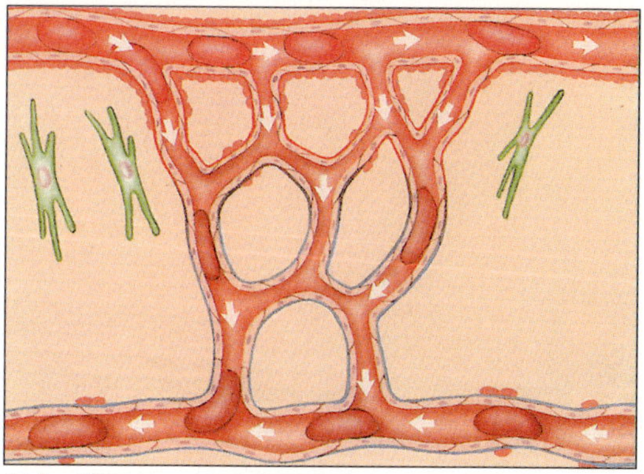

Abb. 1f

Abb. 1: Stadien der Gefäßneubildung:

a) Auf die Endothelzellen der intakten Gefäße (speziell der Venolen) im Wundgebiet wirken zum einen direkte Stimuli (1) ein, die von den verletzten Strukturen (2) ausgehen. Zum anderen werden sie indirekt durch Makrophagen (3) aktiviert. Diese schütten auf stoffliche Reize aus dem zerstörten Gewebe hin ebenfalls Faktoren aus, die die Gefäßneubildung fördern. Darüber hinaus locken sie weitere Fresszellen aus dem Blut an (4) und stimulieren die Fibroblasten (5) zur Kollagen- und Grundsubstanzsynthese.

b) Die aktivierten Endothelzellen bauen im Bereich des einwirkenden Stimulus die Basalmembran ab (6) und wandern in das Gewebe ein (7). Dort teilen sie sich vermehrt und lagern sich zu röhrenförmigen Gebilden zusammen (8).

c) Die Gefäßknospen teilen sich weiter und wachsen aufeinander zu (9).

d) Die neugebildeten Gefäßschlingen erhalten aus extrazellulären Matrixbausteinen eine Basalmembran. Aktivierte Endothelzellen bilden weitere Knospen aus (10).

e) Diese suchen Verbindung zu einem intakten Blutgefäß (11, Arteriole). Die Gefäßneubildung schreitet so lange fort (12), bis sich eine Kapillarschlingenformation gebildet hat und ein gerichteter Blutfluss durch die Kapillaren von Arteriole zu Venole gewährleistet ist.

f) Ergebnis der Vaskularisation ist ein gut durchbluteter Wundgrund.

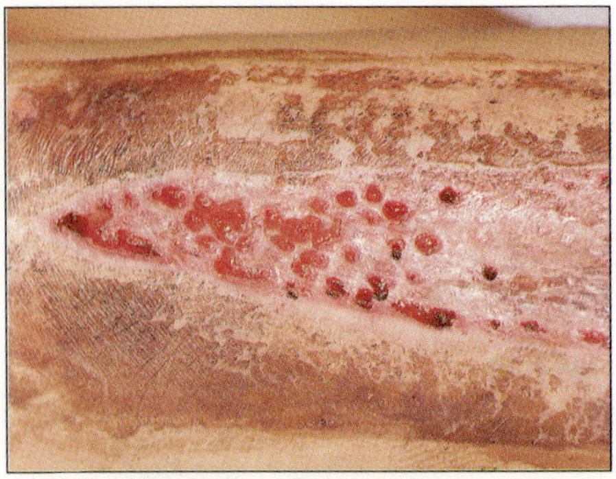

Abb. 2: Granulationsgewebe. Deutlich sind die stecknadelgroßen Fleischwärzchen am Wundgrund zu erkennen.

Abb. 3: Wundheilung durch Granulation, Kontraktion, Epithelisation.
a: Operationssitus bei großflächiger Ausschneidung eines malignen Melanoms, b: postoperativer Tag mit Granulationsgewebe am Wundgrund, c: 21. postoperativer Tag. Die Wundfläche ist durch Kontraktion deutlich kleiner geworden, d: 2 Jahre postoperativ. Die Wunde ist verschlossen und epithelisiert.

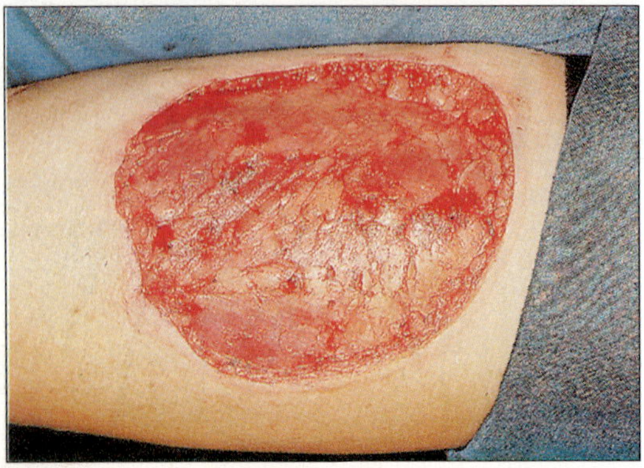

Abb. 3a

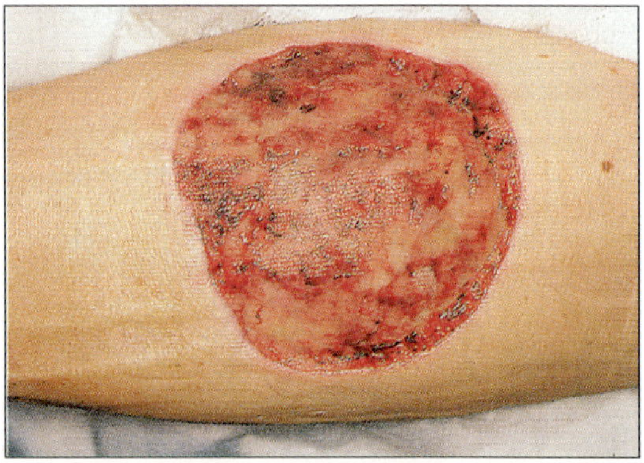

Abb. 3b

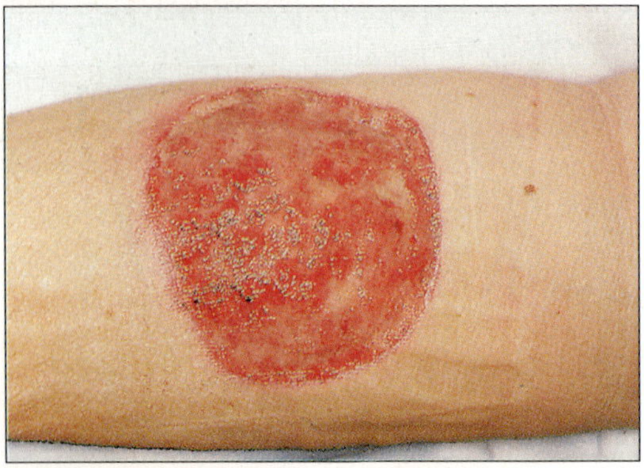

Abb. 3c

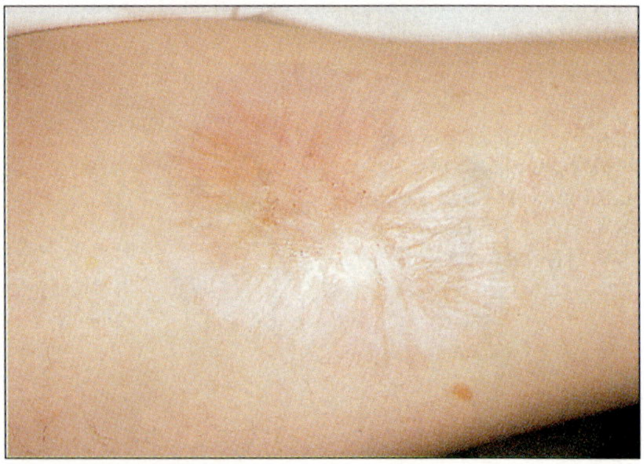

Abb. 3d

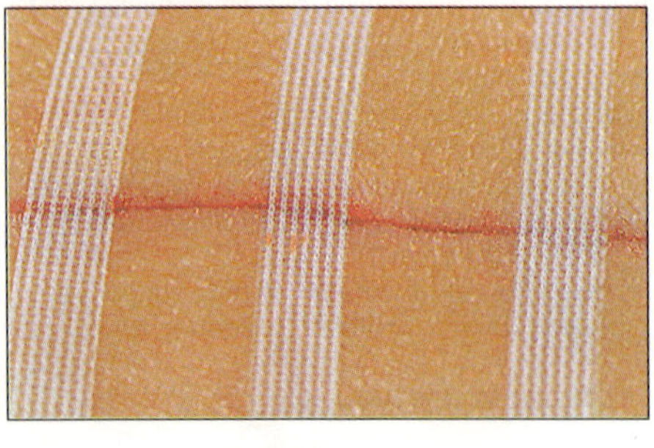

Abb. 4: Primäre Wundheilung bei glattrandigen Wundrändern (hier Versorgung durch Klammerpflaster).

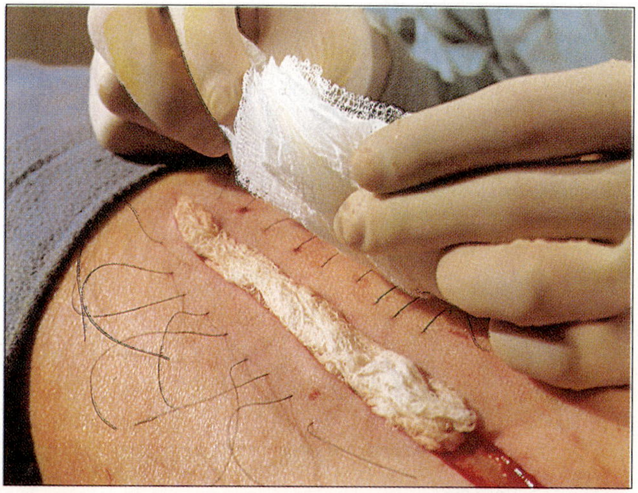

Abb. 5: Verzögerte Wundheilung. Gut sichtbar sind die schon liegenden Fäden.

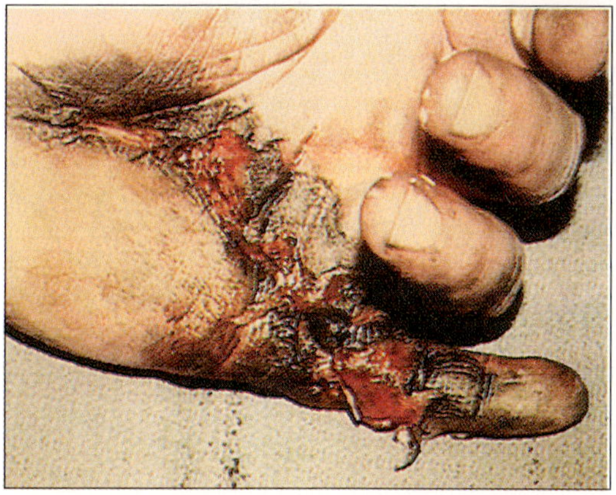

Abb. 6: Klaffende Wunde mit zerfetzten Hauträndern – eine Indikation zur sekundären Wundheilung.

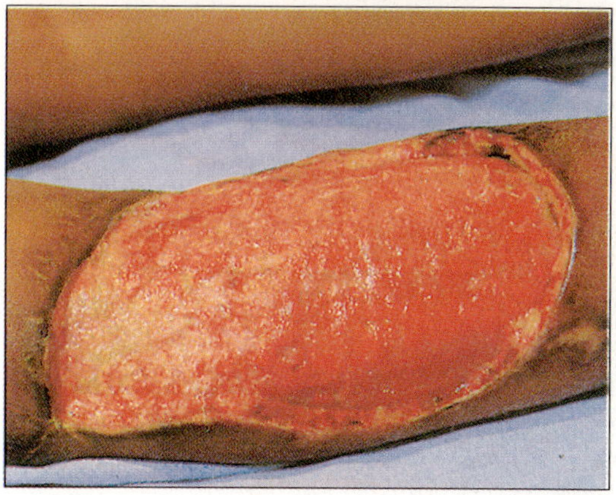

Abb. 7: Große Defektwunde, die sekundär abheilt.

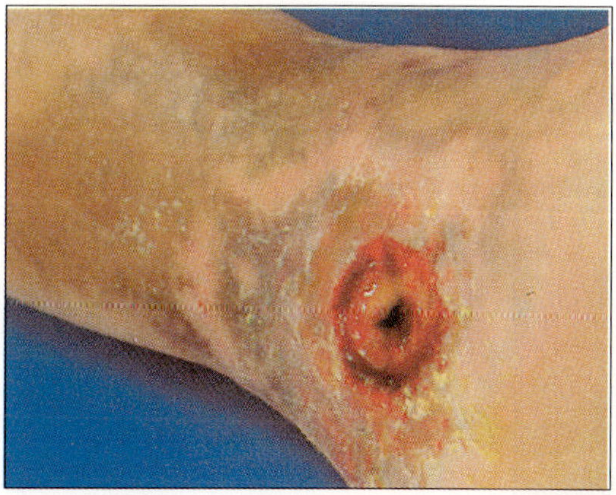

Abb. 8: Ulcus cruris mit ausgedehnten trophischen Störungen, typische Wunde für die Sekundärheilung.

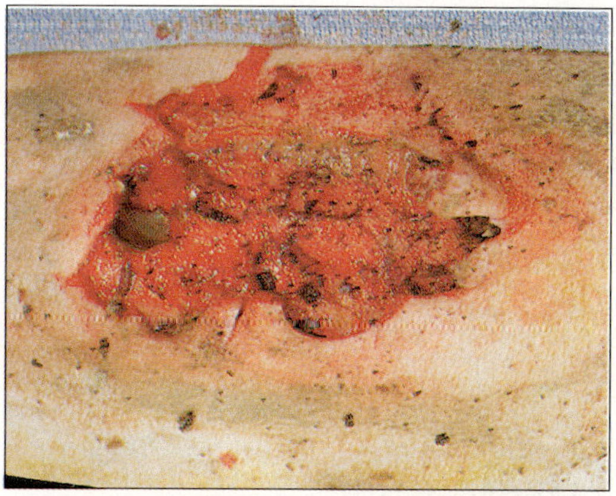

Abb. 9: Risswunde mit vielen großen Fremdkörpern, Wundtaschen und zerfetzten Hauträndern.

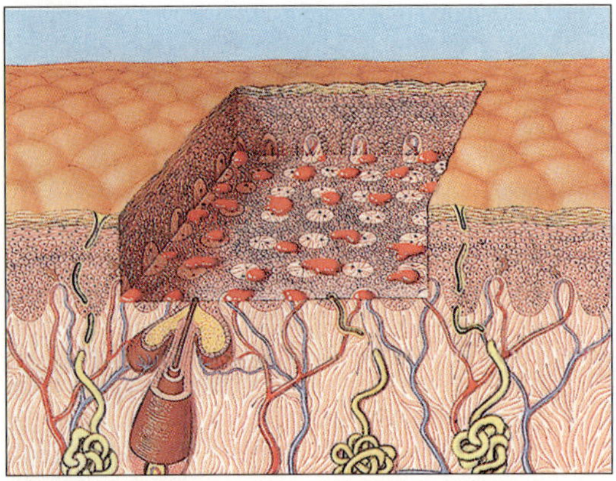

Abb. 10a

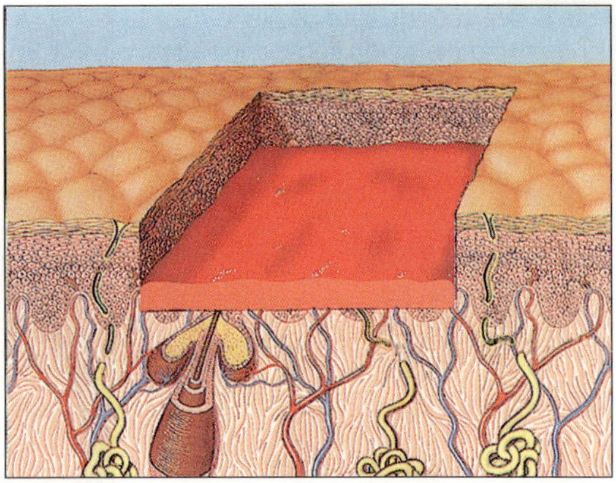

Abb. 10b

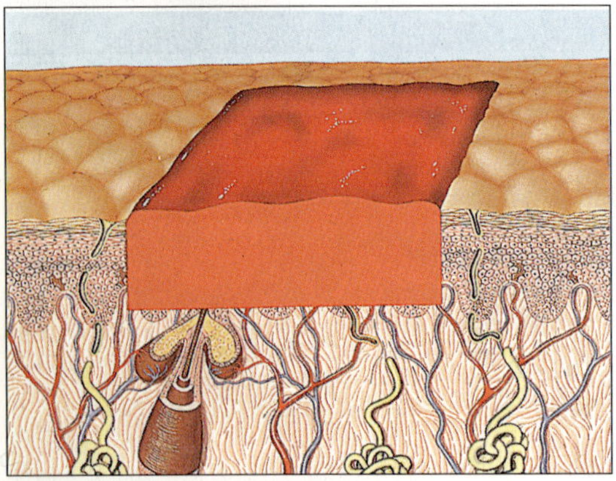

Abb. 10c

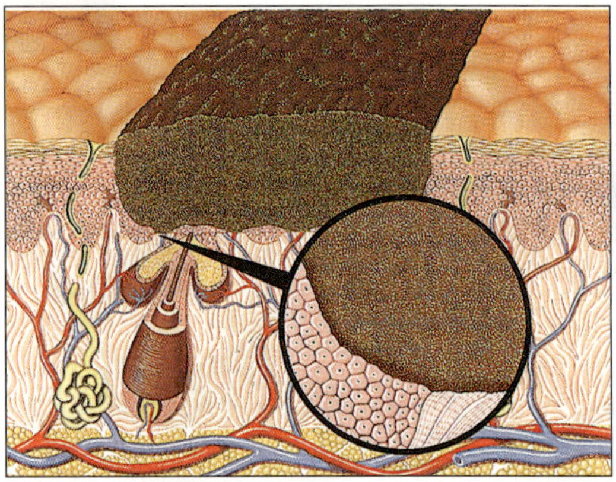

Abb. 10d

Abb. 10: Heilung unter dem Schorf.
a) Infolge der Verletzung von Hautgefäßen fließt Blut in die Wunde, gerinnt (b) und bildet einen festen Schorf (c), unter dessen Schutz sich die Epidermis regeneriert (d).

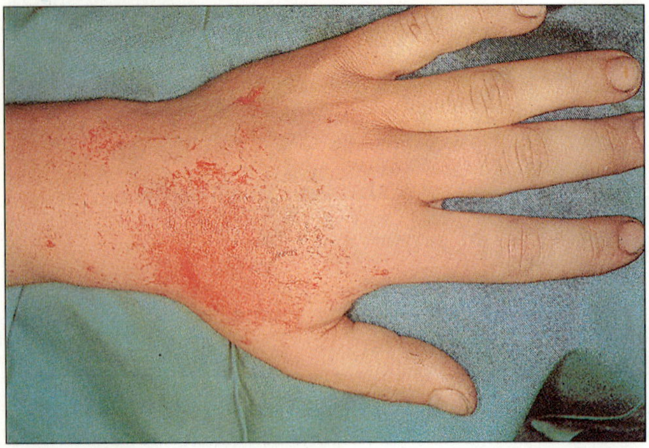

Abb. 11: Typische Schürfwunde am Handrücken.

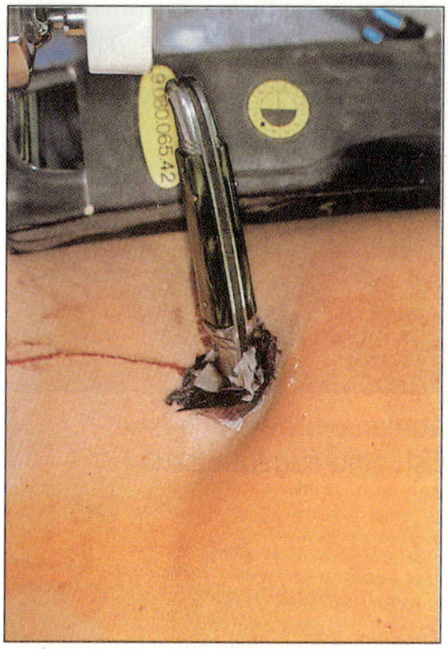

Abb. 12: Mit einem Messer zugefügte, lebensbedrohende Stichwunde.

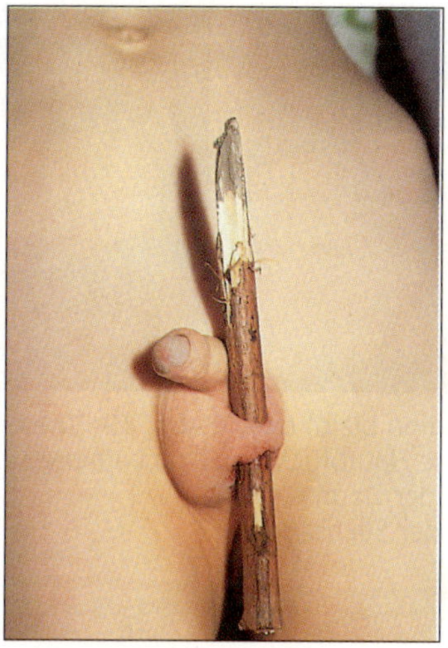

Abb. 13: Schwere Pfählungsverletzung bei einem Jungen.

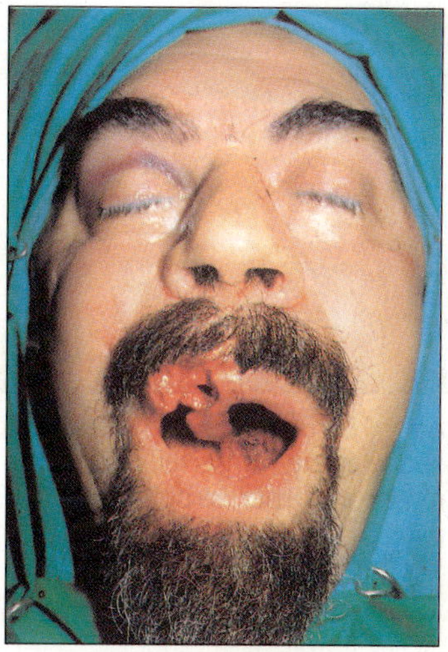

Abb. 14: Komplizierte Risswunde im Gesicht, bedingt durch einen Unfall beim Arbeiten mit der Kettensäge.

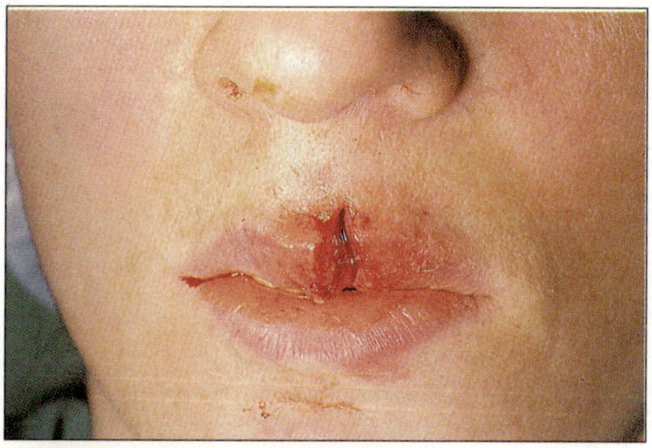

Abb. 15: Durch einen Sturz verursachte Platzwunde am Mund.

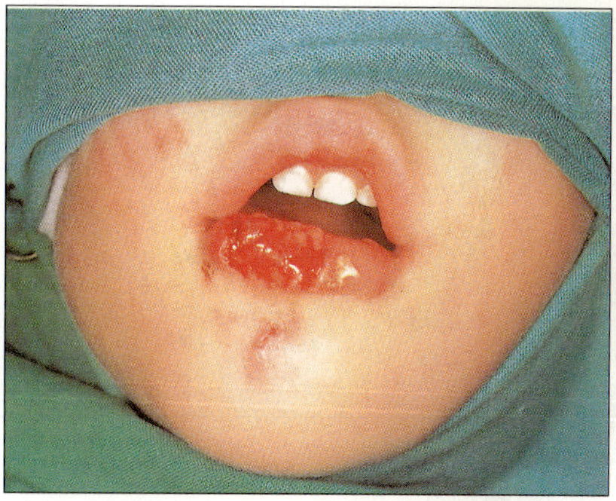

Abb. 16: Hundebiss am Mund bei einem Kind.

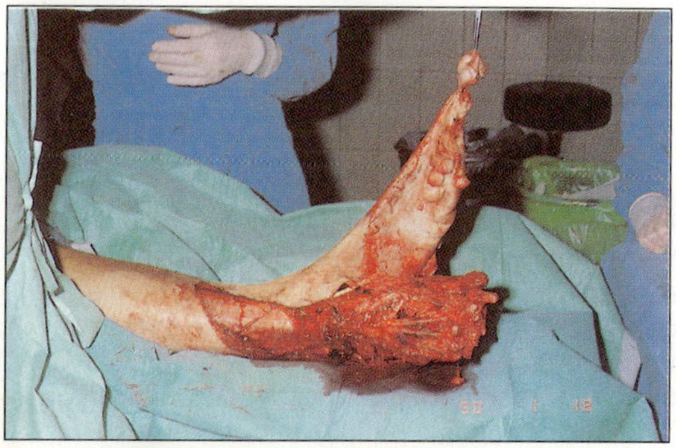

Abb. 17: Ausgedehntes Décollement am Bein nach einem Motorradunfall. Bei der Ablederung reißen Haut und Unterhautfettgewebe von der darunterliegenden Faszie ab, wobei auch die Blutgefäße zerstört werden. Als Folge davon stirbt der abgequetschte Hautlappen ab.

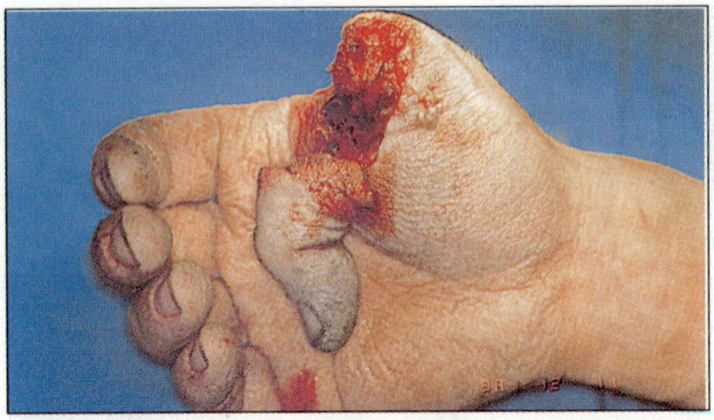

Abb. 18: Bei der subtotalen Amputation bleibt der abgetrennte Körperteil noch über eine Hautbrücke mit dem Körper verbunden, wie hier der Daumen nach einer schweren Verletzung mit der Stichsäge.

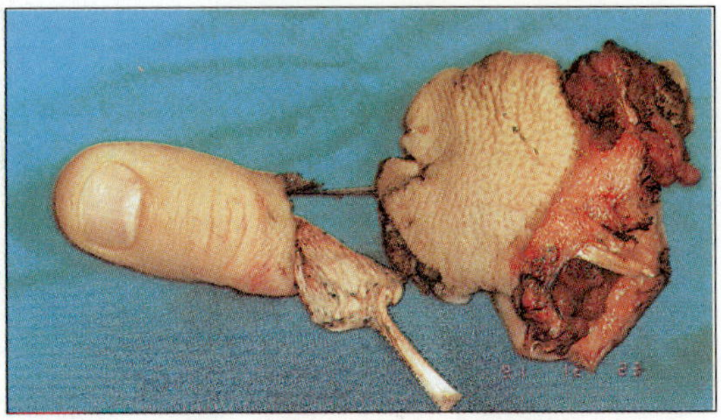

Abb. 19: Dieser Daumen wurde durch eine Druckereipresse vollständig abgequetscht.

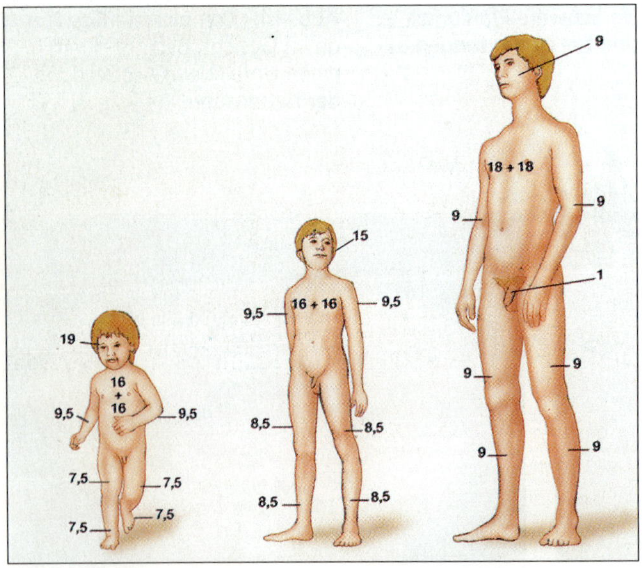

Abb. 20: Neuner-Regel: Die Zahlen geben den jeweiligen Anteil in Prozent an der Körperoberfläche an.

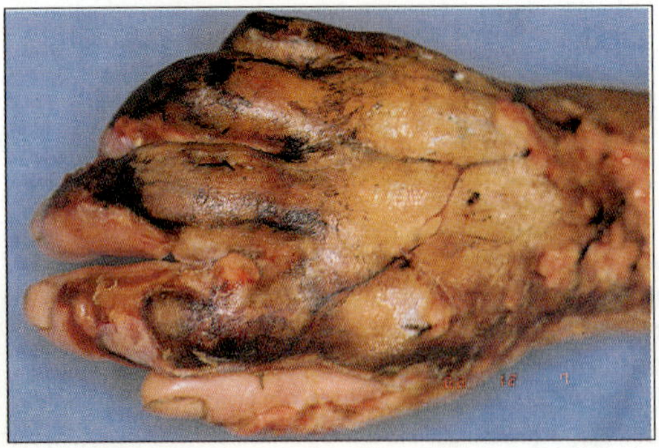

Abb. 21: Ausschlaggebend für den Grad einer Verbrennung ist nicht die flächige Ausdehnung, sondern die Tiefe der Hitzeschädigung. Im hier gezeigten Fall handelt es sich um eine schwerste Verbrennung dritten Grades: ausgedehnte Schädigung der Hand mit tiefreichender Gewebeverkohlung; die Gliedmaße musste amputiert werden.

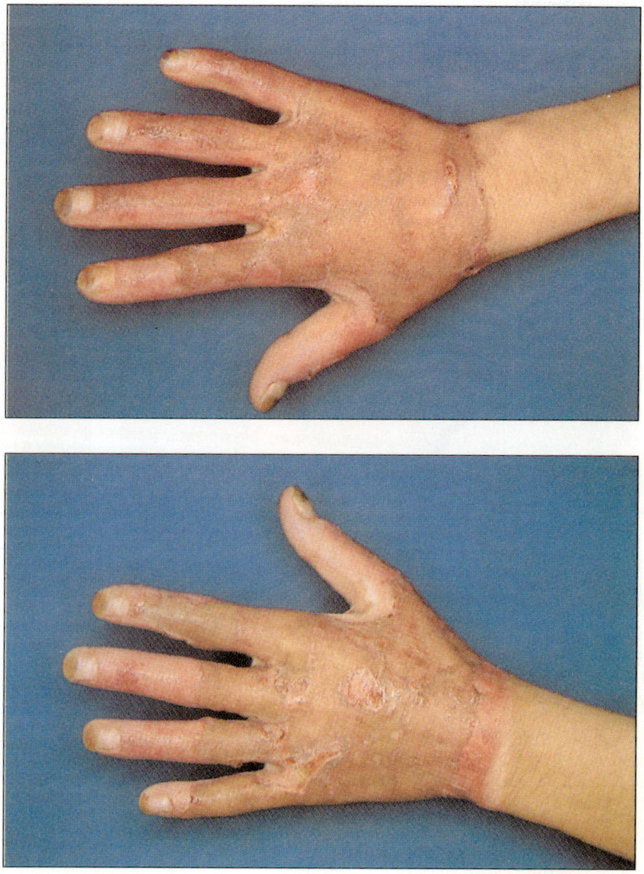

Abb. 22: Schwefelsäureverätzung unter den Schutzhandschuhen.

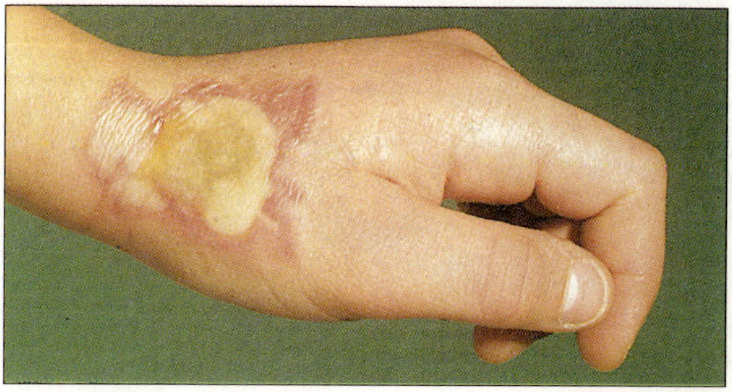

Abb. 23: Verätzung mit konzentrierter Natronlauge.

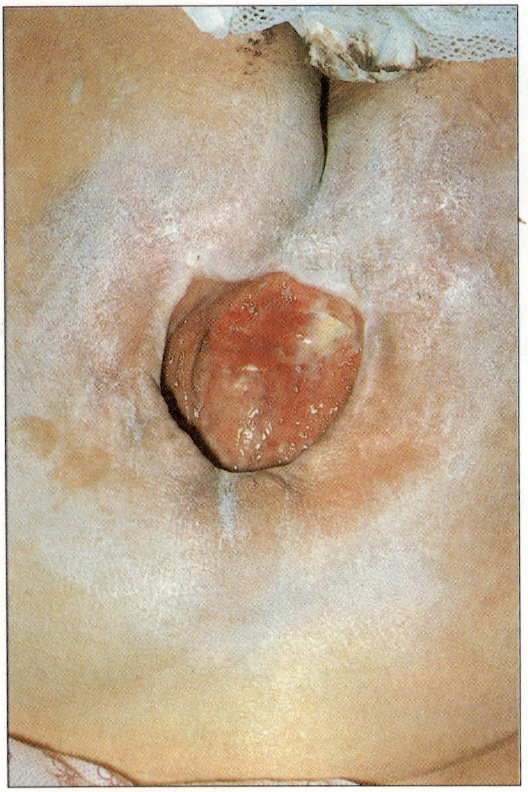

Abb. 24a

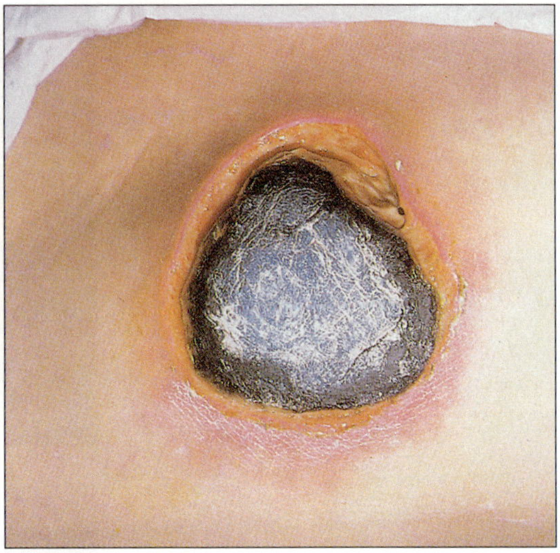

Abb. 24b

Abb. 24: Hochgradiger Dekubitus:
a) mit tiefreichendem, schmierig belegtem Geschwür,
b) mit schwarzer Nekrose.

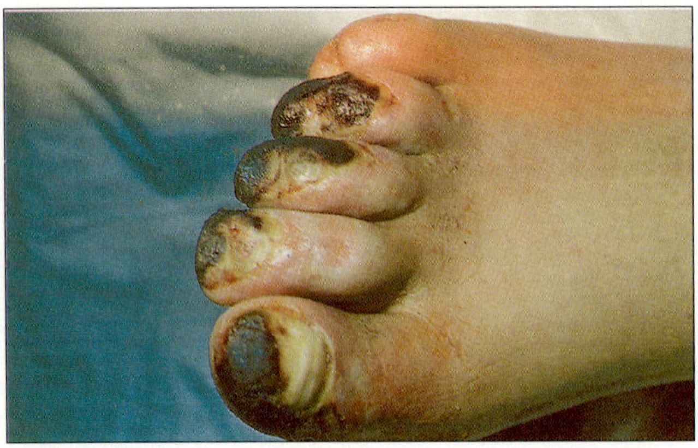

Abb. 25: Trockene Gangrän bei Diabetes mellitus.

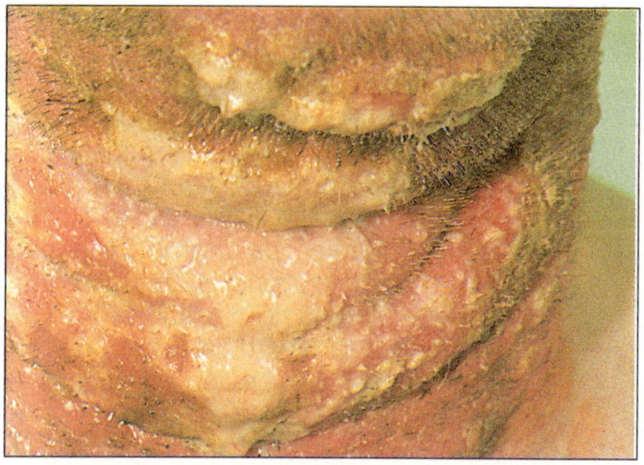

Abb. 26: Strahlenpilzinfektion im Gesichts- und Halsbereich.

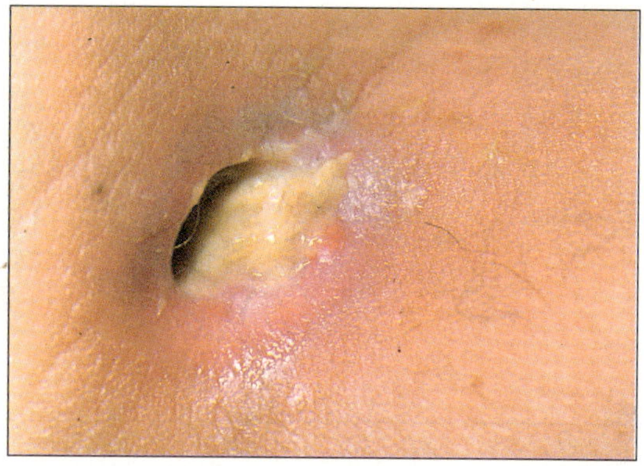

Abb. 27: Pyogene Wundinfektion mit reichlich Eiter.

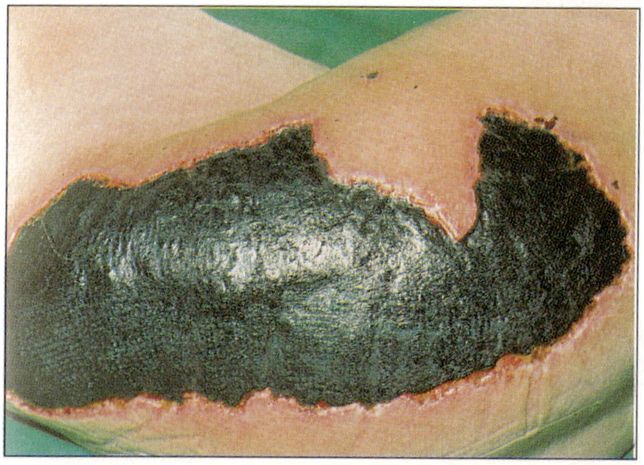

Abb. 28: Wundinfektion mit Fäulniserregern: Das Gewebe zerfällt schmierig jauchig und es bilden sich faulig stinkende Gase.

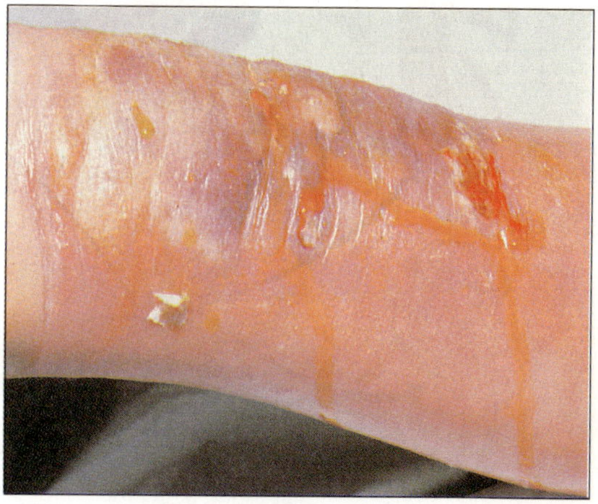

Abb. 29: Gasbrandinfektion: Unter der Wirkung des Klostridien-Toxins schwillt die befallene Region an („Gasödem"), des Gewebe zerfällt zu einer bräunlichen Masse.

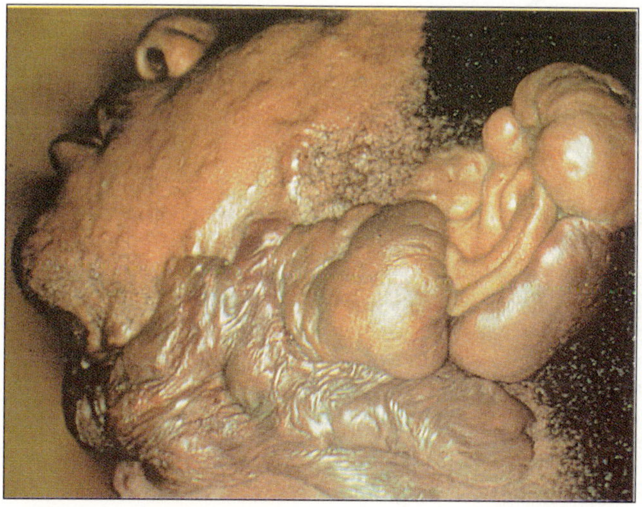

Abb. 30: Tumorähnliche Narbenwucherungen (Keloide) treten besonders bei Farbigen auf. Eine erbliche Veranlagung ist wahrscheinlich.

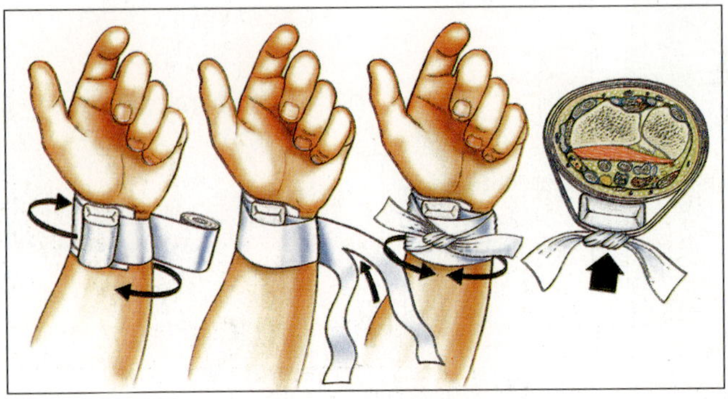

Abb. 31: Bei starken Blutungen muss ein Druckverband angelegt werden: Auf die Wunde wird eine Kompresse und darauf ein dickes Druckpolster aus festem Material gelegt, das mit einer Binde straff festgebunden wird. Blutet der Druckverband durch, darf er nicht entfernt werden, da dies die Gerinnung und damit den Wundverschluss stören und die Blutung noch weiter verstärken würde. Deshalb wird bei Bedarf auf den ersten Druckverband ein zweiter angelegt.

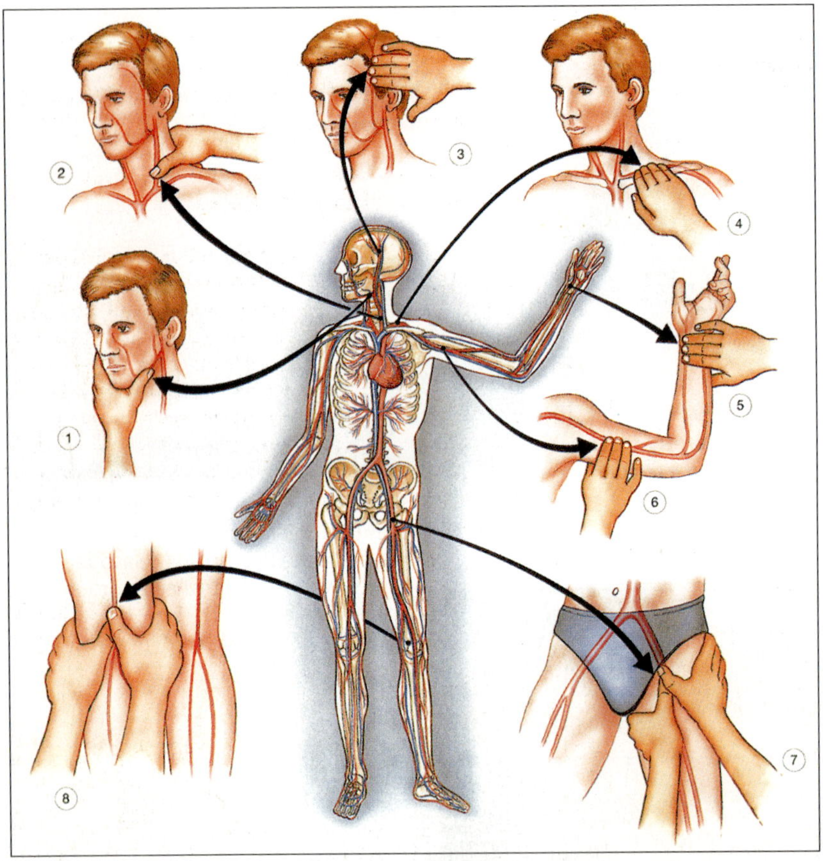

Abb. 32: Die wichtigsten Punkte zum Abdrücken der Arterien bei starken Blutungen:

1 = A. submandibularis (Kieferarterie, wird gegen die Unterkante des Kinns gedrückt)
2 = A. carotis communis (Halsschlagader, wird nach hinten innen gegen die Wirbelsäule gedrückt)
3 = A. temporalis (Schläfenarterie, wird gegen das Schläfenbein gedrückt)
4 = A. subclavia (Schlüsselbeinarterie, wird von oben her hinter dem Schlüsselbein gegen die 1. Rippe gedrückt)
5 = A. radialis (Unterarmarterie, wird gegen die Speiche gedrückt)
6 = A. brachialis (Armarterie, wird an der Innenseite des Oberarmes gegen den Oberarmknochen gedrückt)
7 = A. femoralis (Oberschenkelarterie, wird mit beiden Händen dicht unterhalb des Leistenbandes abgedrückt)
8 = A. poplitea (Kniekehlenarterie, wird gegen die Kniebeuge gedrückt).

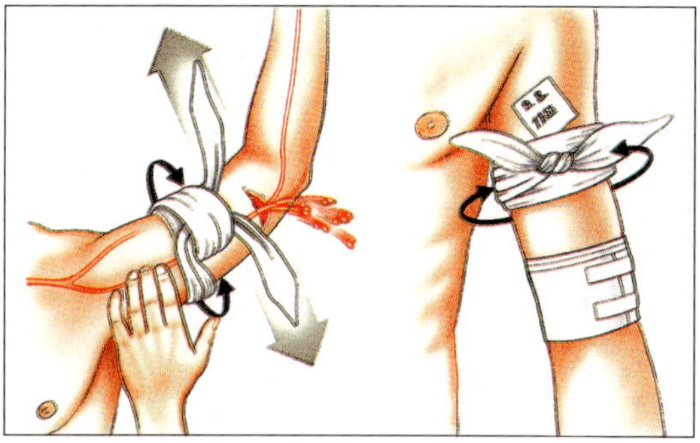

Abb. 33: Abbinden einer Extremität, hier am Beispiel des Armes: Eine Dreiecktuchkrawatte wird als Schlinge um die Mitte des Oberarmes gelegt, beide Enden werden durch die Schlinge geführt und unter gleichmäßigem Zug auseinandergezogen, bis die Blutung steht. Die Enden werden dann um den Arm verknotet. Da der Zeitpunkt der Blutleere maximal zwei Stunden anhalten darf, sollte die Uhrzeit genau notiert und der Zettel dem Patienten mitgegeben werden.

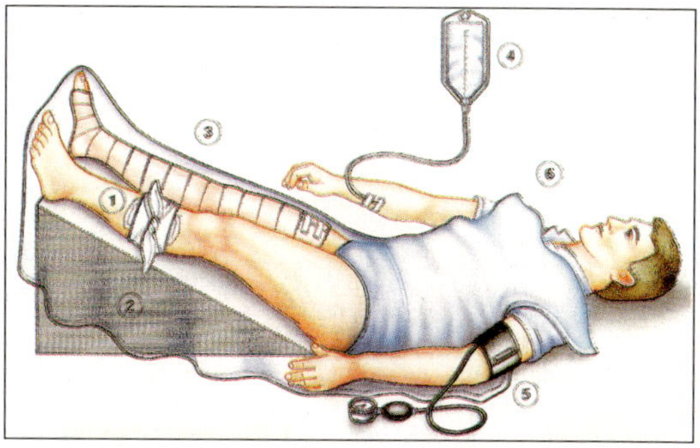

Abb. 34: Schockbehandlung:
1. Blutung stillen,
2. Patienten in Kopftieflage bringen, Atemwege kontrollieren,
3. Anlegen eines einfachen zirkulären Kompressionsverbandes aus elastischen Langzugbinden zur Mobilisierung peripherer Blutreserven in den Beinen,
4. Infundieren von Vollelektrolytlösung bzw. Plasmaexpander zur Auffüllung des Kreislaufs,
5. regelmäßige Kontrolle von Puls und Blutdruck,
6. Zudecken mit einer Wolldecke.

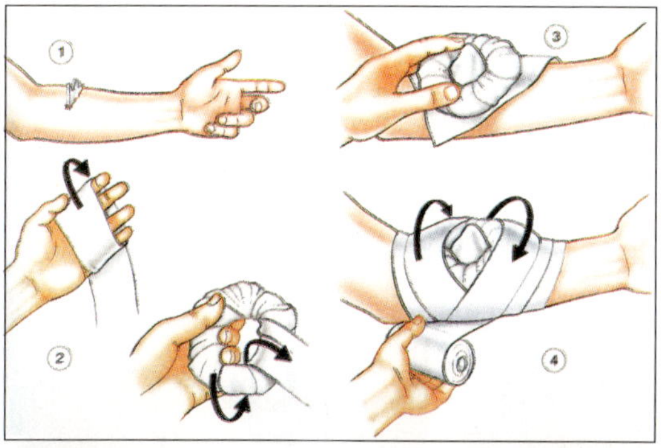

Abb. 35: In Wunden feststeckende Fremdkörper (1) darf man am Unfallort auf keinen Fall entfernen, sondern muss sie zusammen mit der Wunde steril abdecken. Damit kein Druck auf den Fremdkörper ausgeübt wird, umgibt man ihn mit einem Ringpolster, das sich – wie im Bild (2) gezeigt – leicht aus einer Mullbinde herstellen lässt. Dieses Polster wird mit einer Binde auf der Wunde fixiert (3): Zuerst wickelt man je eine Tour überlappend über beide Ringseiten, dann diagonal, bis das Polster fest sitzt (4).

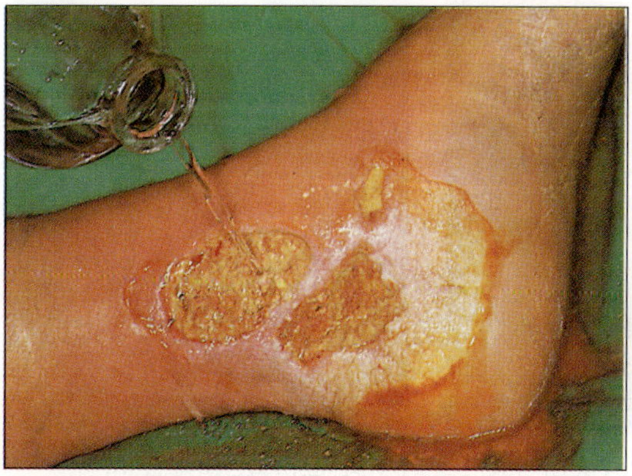

Abb. 36: Ausspülen einer chronischen Ulcus cruris-Wunde mit steriler 0,9%iger Kochsalzlösung.

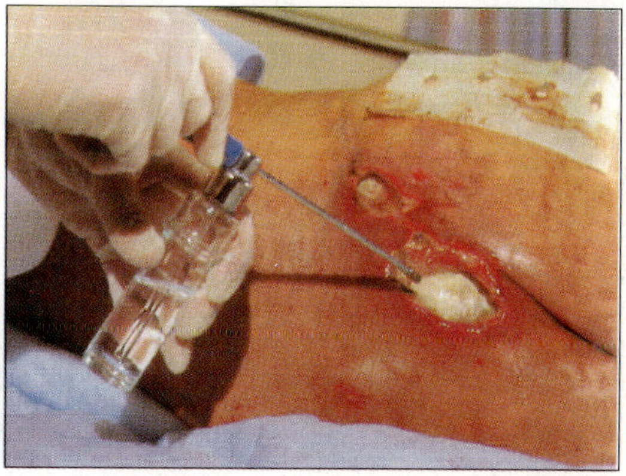

Abb. 37: Mit hohem Druck können bei einem Dekubitus Nekrosen und Beläge entfernt werden (Jet-Lavage/Power-Spray).

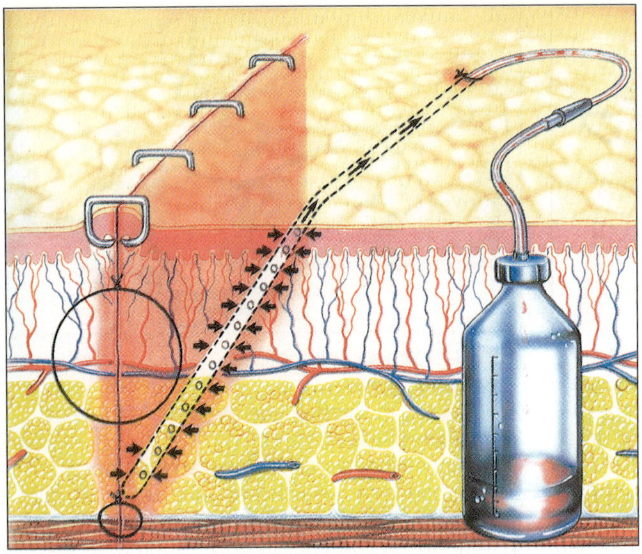

Abb. 38: Anlegen einer Redon-Saugdrainage zur Ableitung des Wundsekrets aus einer tiefen, primär verschlossenen Wunde.

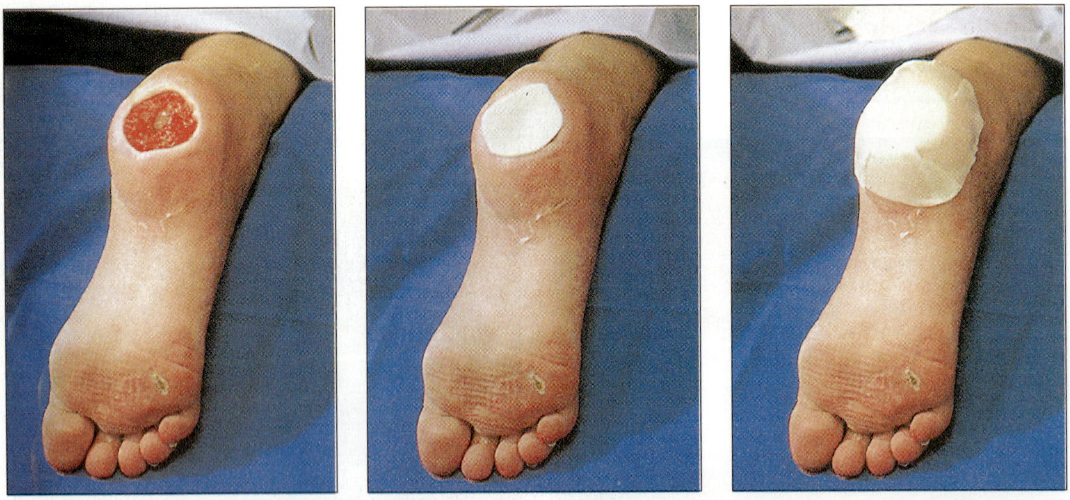

Abb. 39: Wundkonditionierung bei einem Dekubitus an der Ferse: Die Polyurethan-Weichschaum-Kompresse (Cutinova® plus) wird gemäß Größe und Form der Wunde zugeschnitten, in die Wunde gelegt und mit einem hydroaktiven Wundverband (Cutinova® thin) abgedeckt.

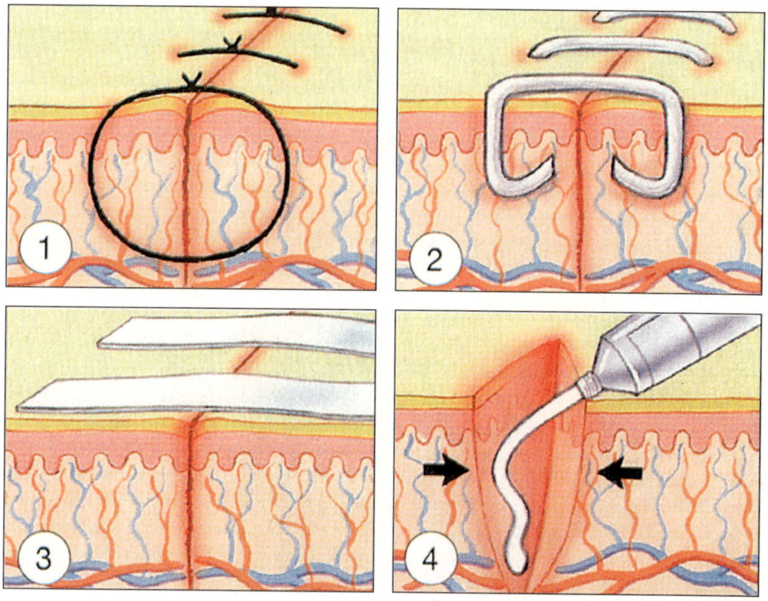

Abb. 40: Möglichkeiten des Wundverschlusses:
1 = Nähen,
2 = Klammern,
3 = Kleben mit Wundnahtstreifen,
4 = Kleben mit Gewebeklebern.

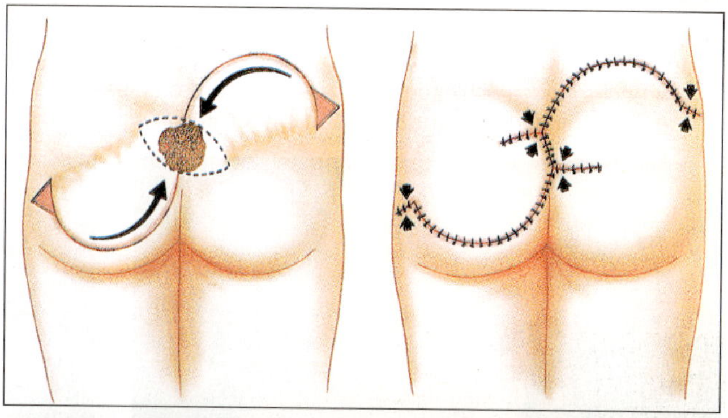

Abb. 41: Rotationslappen zur Deckung eines sakralen Dekubitus. Zur Erleichterung der Verschiebung wird seitlich ein sog. Burrow-Dreieck exzidiert.

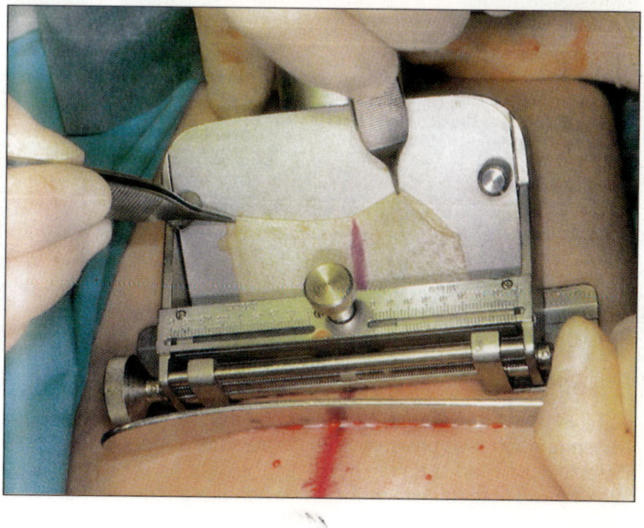

Abb. 42: Entnahme eines Spalthauttransplantates mit dem Dermatom.

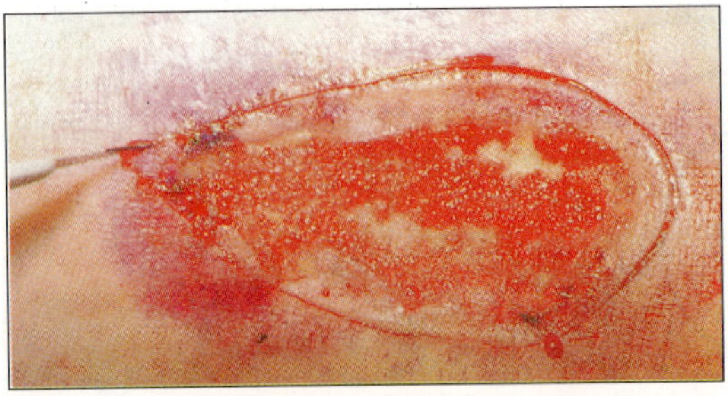

Abb. 43a

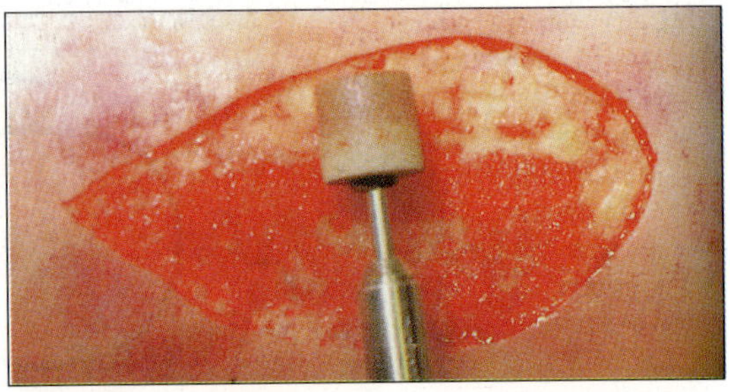

Abb. 43b

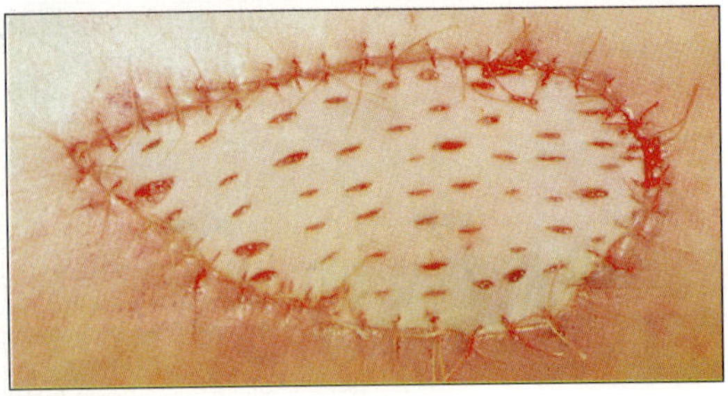

Abb. 43c

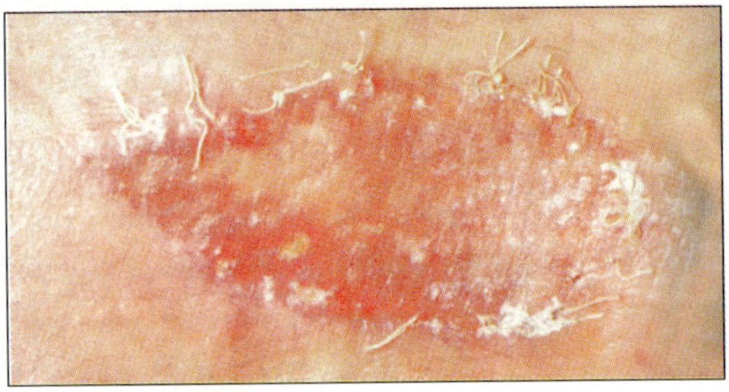

Abb. 43d

Abb. 43: Decken eines sekundär heilenden Ulcus cruris mit Spalthaut: Zur Vorbereitung eines Transplantatbettes gehören die Anfrischung der Wundränder mit dem Skalpell (a) und das „aufrauhen" des Wundgrundes mit einem hochtourigen Schleifgerät (b). Danach wird die Spalthaut eingepasst, zirkulär durch Einzelnähte fixiert und für den ungehinderten Sekretabfluss skarifiziert (c). Abbildung d) zeigt das Heilungsergebnis nach 3 Monaten.

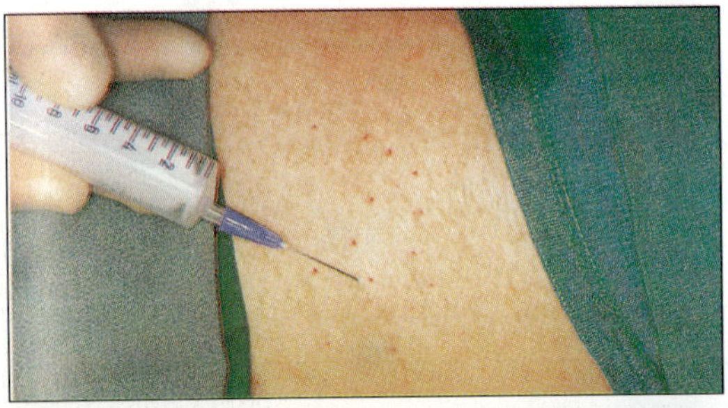

Abb. 44a

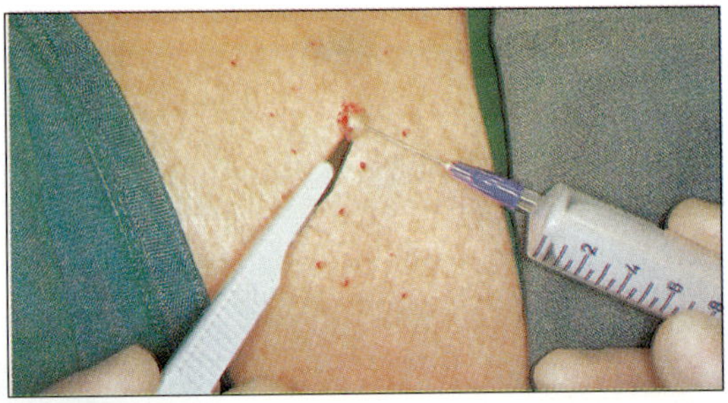

Abb. 44b

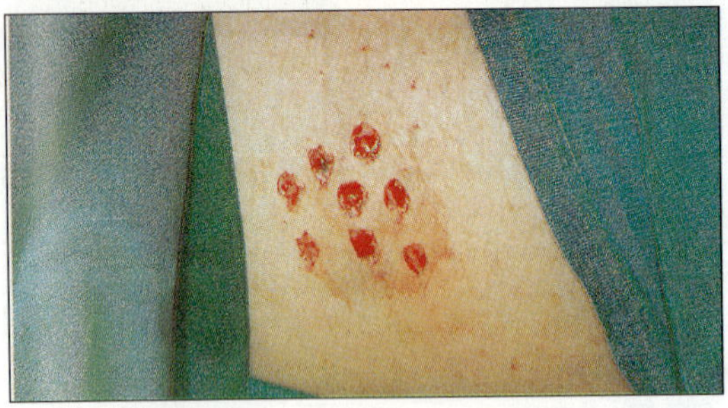

Abb. 44c

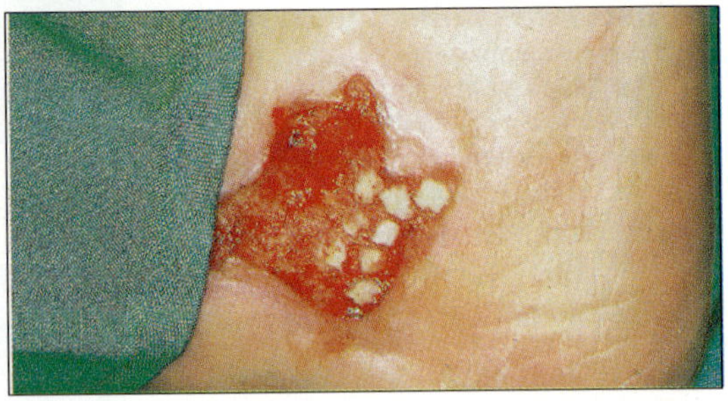

Abb. 44d

Abb. 44: Reverdin-Plastik: Nach Lokalanästhesie (a) wird die Haut im Spendergebiet mit der Nadel leicht angehoben und ein 3–4 mm großes Epidermisstück tangential mit dem Skalpell abgetragen (b). Die so entstandenen Defekte (c) heilen spontan durch Epithelisation. Die Hautstückchen werden dann auf den gut granulierten Wundgrund aufgebracht, wobei zwischen diesen „Inseln" ein Mindestabstand von 5 mm bestehen sollte (d).

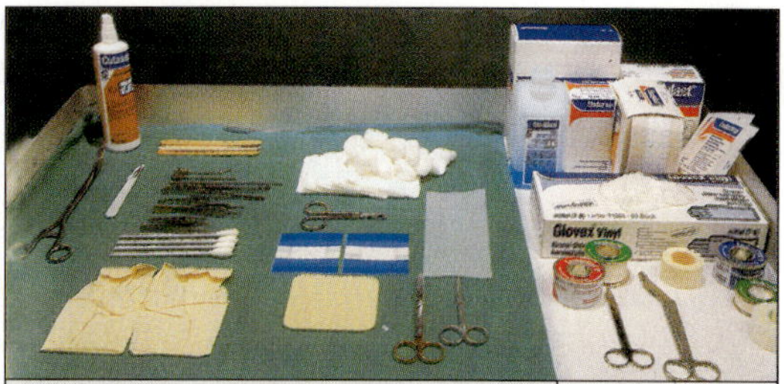

Steriles Material		Unteriles Material
Instrumente Anatomische und chirurgische Pinzetten Scheren Skalpell Klammerentferner Knopfkanüle und -sonden Spatel Watteträger	**Materialien zur Wundabdeckung** Verschieden Wundauflagen Tupfer und Tamponaden Wundschnellverbände **Sonstiges** Sterile Handschuhe Abdecktuch Hautdesinfektionsmittel	**Material zur Verbandfixierung** Rollenpflaster Binden Netz- oder Schlauchverband **Sonstiges** Verbandschere Unsterile Handschuhe Händedesinfektionsmittel

Abb. 45: Für den Verbandwechsel werden sterile und unsterile Materialien benötigt. Zweckmäßigerweise sind sie in der Reihenfolge anzuordnen, in der sie gebraucht werden. Auf diese Weise wird auch ein unnötiges Hinweggreifen über sterile Materialien vermieden.

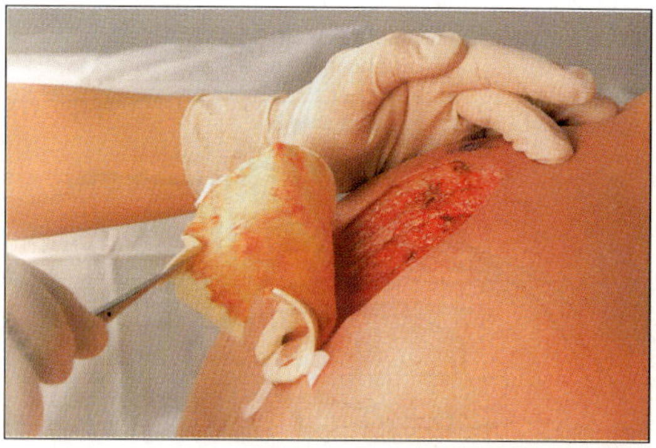

Abb. 46: Mit der sterilen Pinzette wird der Verband vorsichtig entfernt. Zurückgebliebene Verbandteile werden mit physiologischer Kochsalzlösung abgespült.

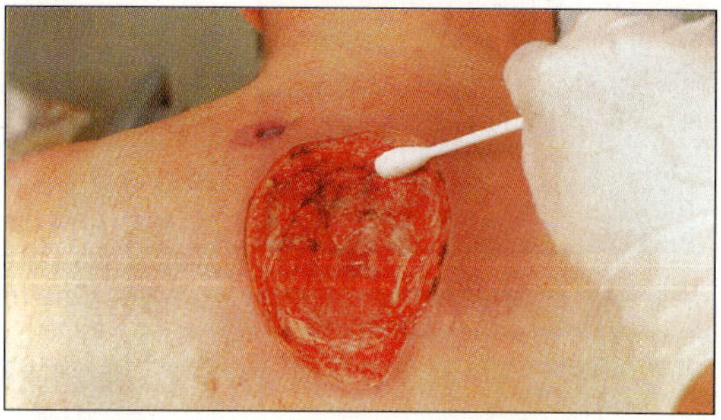

Abb. 47: Mit einem sterilen Tupfer oder Watteträger werden aseptische Wunden (hier nach Melanomexzision) von innen nach außen, septische Wunden dagegen immer von außen nach innen gereinigt und ggf. desinfiziert.

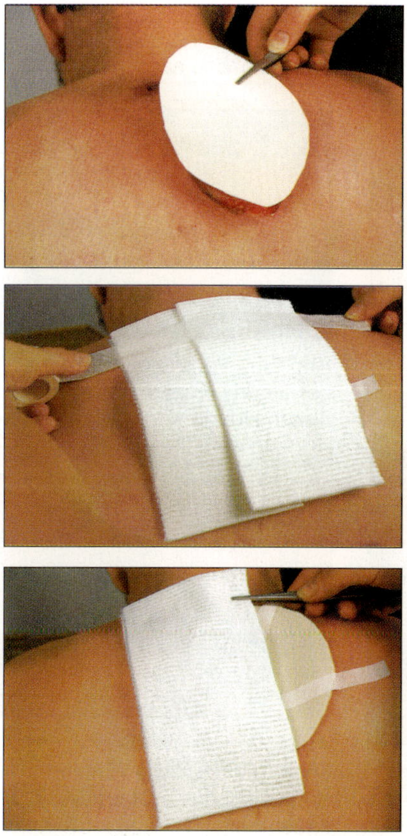

Abb. 48: Applizieren des neuen Verbandes: Nach dem Zurechtschneiden wird das Verbandmaterial (hier die Weichschaum-Kompresse Cutinova® plus) auf die Wunde gelegt, mit einer sterilen Kompresse abgedeckt und mit Verbandpflaster fixiert.

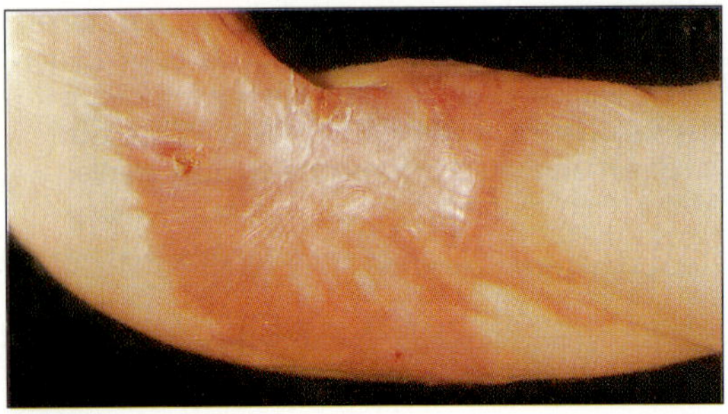

Abb. 49: Narbenkontrakturen können zu erheblichen Bewegungseinschränkungen führen.

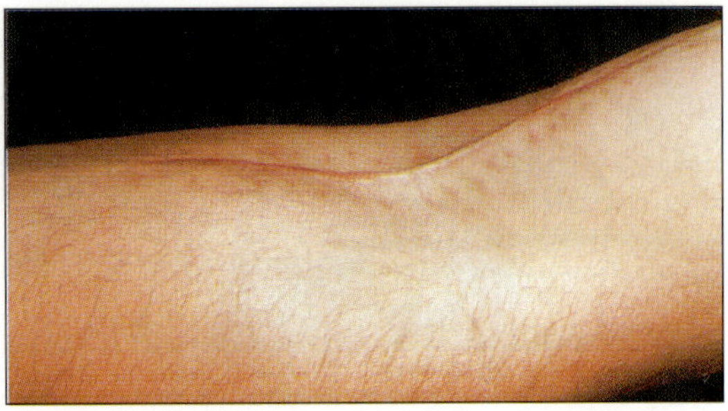

Abb. 50: Hypertrophe Narben entstehen durch eine überschießende Bindegewebeneubildung.

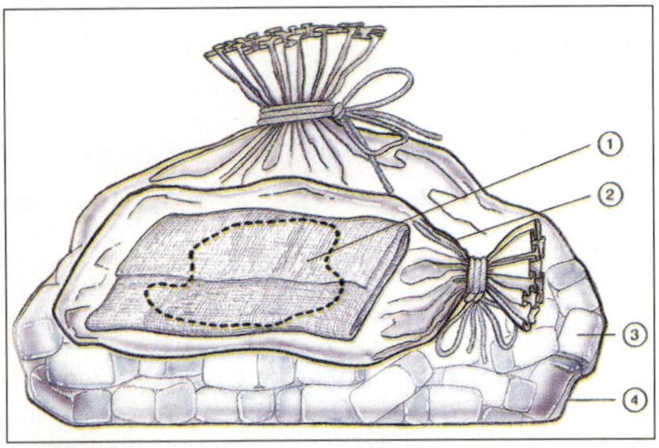

Abb. 51: Versorgung eines abgelederten Hautlappens bzw. Amputats:
1 = In sterile Kompresse eingeschlagenes Hautstück/Amputat
2 = Innerer, wasserdicht verschlossener Plastikbeutel
3 = Eiswasser (4°C), ohne direkten Kontakt zum Gewebe
4 = Äußerer Plastikbeutel.

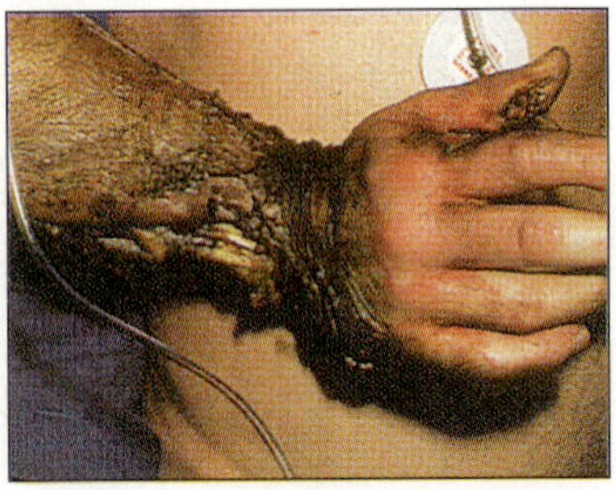

Abb. 52: Verbrennung 4. Grades am Unterarm nach einem Stromunfall.

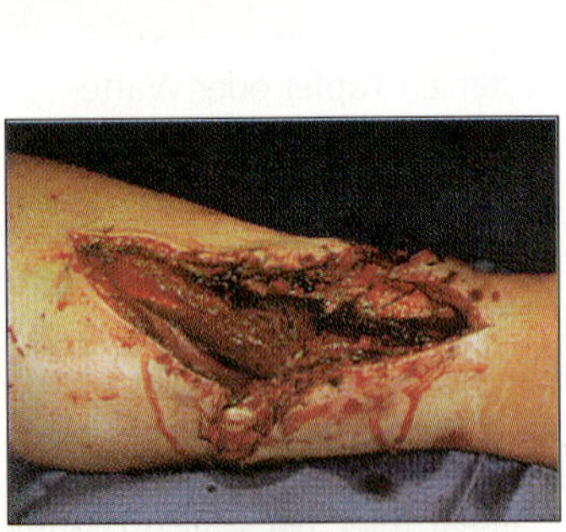

Abb. 53: Drittgradig offene Fraktur am Unterschenkel.

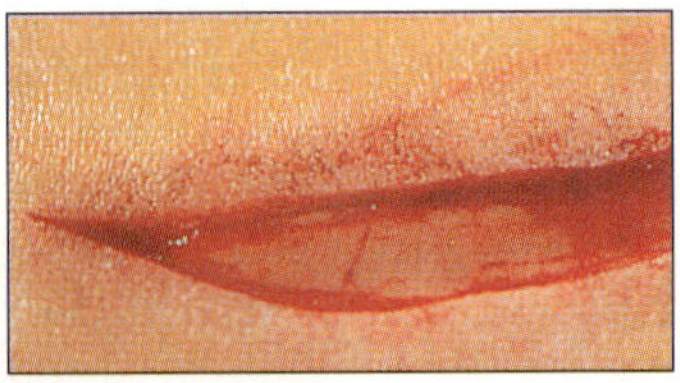

Abb. 54: Bei einer Schnittwunde sind die Wundränder glatt. Dies sind gute Voraussetzungen für eine Primärheilung.

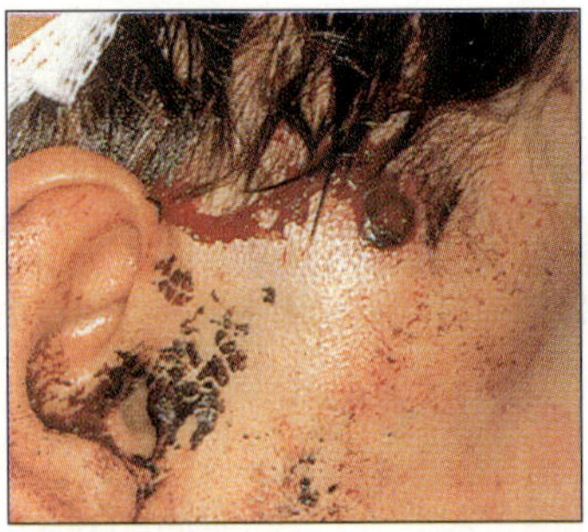

Abb. 55: Die Einschussöffnung ist wesentlich größer als die Ausschussöffnung.

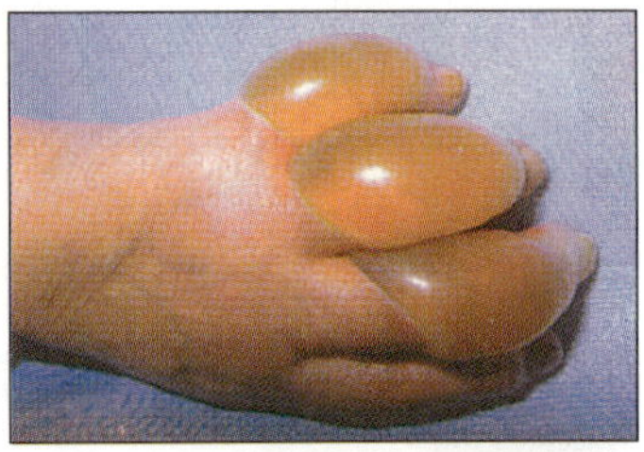

Abb. 56: Verbrennung 2. Grades an drei Fingern mit extremer Blasenbildung.

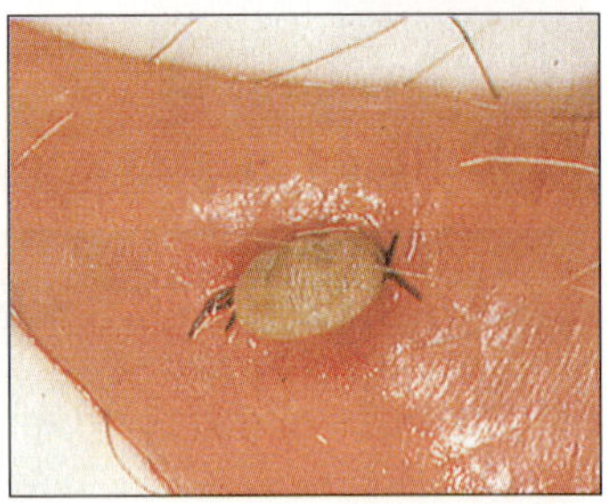

Abb. 57: Extrem vollgesaugte Zecke mit deutlichen Entzündungszeichen der Haut des Patienten.

Stichwortverzeichnis

L

M

N

O

P

Q

R

S